現場で役立つ
大腸検査の前処置

編著

三重県立志摩病院副院長
吉村 平

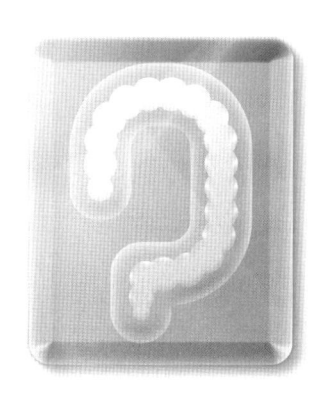

永井書店

■執筆者一覧

●編著

吉村　　平（三重県立志摩病院内科　副院長）

●執筆（五十音順）

海老根精二（日本消化器画像診断情報研究会　顧問）

田村　君英（平塚胃腸病院検査部　技師長）（東京都豊島区）

西川　　孝（尚豊会四日市健診クリニック健診業務課）（三重県四日市市）

林　　繁和（名古屋掖済会病院消化器科　部長）（名古屋市）

松井　敏幸（福岡大学筑紫病院消化器科　助教授）

光島　　徹（亀田検診センター　センター長）（千葉市）

吉村　　平（三重県立志摩病院内科　副院長、三重大学医学部臨床教授）

■序　文

　我々医療スタッフは、ヒトが求める医療を全うする責務を負っている。医学のテキストに記載されている文字をたどるのでなく、医療を遂行するのだという意志が必要である。本書の執筆者には、現在の状況をはっきりと把握しているばかりでなく、これかも先頭を切って医療を遂行しなければいけないとの意気込みが感じられる。

　『すべては想像力の問題なのだ。僕らの責任は想像力の中から始まる』（イェーツ）。大腸検査を遂行するものには想像力が必要なのだ。想像力の生まれないところに責任は生まれないのであり、想像力を生むには情報の収集と分析から始まる。特に、大腸などの消化管の検査・診断は、形態学的な学問である。形態学 morphology は植物の観察により生まれたゲーテによる造語であり、その生命を有するものの機能や変形・進化を含んでいる。

　大腸内視鏡および大腸X線検査は、大腸疾患の患者ばかりでなく一般の人にもがん検診にも有効な検査方法である。この両者を合わせて検査の対象となるのが被検者である。ところが、大腸X線検査および大腸内視鏡検査ともに被検者の苦痛が少なからずみられ、その不評と苦痛を味わった被検者の声がヒトの得られる利益を妨げている。未熟なスコープの操作によるものが多いが、それにも劣らず重要な因子が前処置である。この数十年間、前処置の改善により内視鏡スコープ操作、注腸でのバリウムの送り方は格段に容易になった。

　私が大腸X線検査を始めて30年、大腸内視鏡は25年が経つ。始めた頃の診断学はX線優位であったが、検査技術は常に前処置および機器の変化につれ大きく変化してきた。ブラウン法の普及により fine net work の描出それに伴うX線機器発達がみられ、20年前頃からは内視鏡機器の改良と Golytely 法の開発・普及により大腸内視鏡の挿入法が変化し、粘液が除去された大腸粘膜の観察、特に拡大観察が可能になってきた。一人法での腸管短縮による大腸内視鏡が普及し、内視鏡学の発達の勢いはすさまじくいつの間にか大腸検査の首座に落ち着いた。私の検査も無投薬一人法での大腸内視鏡が多くを占めるようになっている。まだまだ、大腸検査の将来に希望を抱くためには、新しい検査方法の開発とともに前処置の改良が必要である。まさに、大腸に係る医療こそは『医学はサイエンスに支えられたアートである』（オスラー）にふさわしいではないか。

　医療としての「大腸」の質と安全を支えるものには、検査手技、診断・治療、被検者（受容性）の3つの要素がある。このいずれもが、前処置の開発・改善により変化していることが本書を読むと理解できると思われる。医療スタッフは常に自分を磨きながら患者の役にたつ情報を蓄える責務があり、すべての人がこの恩恵を受けるべきである。

　最後に、本書出版にあたり始終励ましていただいた編集者渡邉弘文氏に深く感謝いたします。

　2004年7月吉日

吉村　平

目 次

1 大腸検査は前処置により進歩したか ──────────（吉村　平） 1
- I．大腸検査の目的 ────────────────────────── 1
- II．大腸検査と前処置 ───────────────────────── 1
- III．大腸検査の前処置に対する考え方の推移 ───────────── 3
  - 1．大腸X線検査 ──────────────────────── 3
    - [1] Fischer法　3　　[2] Welin法　4　　[3] Brown法　5
  - 2．大腸内視鏡検査 ────────────────────── 7
    - [1] 浣腸法　7　　[2] 経口的な方法　7

2 大腸検査および前処置に必要な基礎的事項 ──────（西川　孝、海老根精二） 9
- I．大腸の解剖 ───────────────────────────── 9
  - 1．大腸の解剖図譜 ────────────────────── 9
    - [1] 大腸解剖　9　　[2] 大腸の脈管支配とリンパ節経路　12
  - 2．正常組織 ───────────────────────── 15
    - [1] 大腸壁の組織構造　15
  - 3．神経系 ────────────────────────── 16
- II．大腸の生理機能 ────────────────────────── 18
  - 1．排便機能 ───────────────────────── 18
    - [1] 排便運動　18　　[2] 腸管の収縮運動　19
  - 2．便通 ─────────────────────────── 20
    - [1] 糞便量と排便回数　20　　[2] 下痢　21　　[3] 便秘　23
    - [4] その他　24
- III．下剤（浣腸・腸管洗浄剤を含む） ────────────────── 25
  - 1．下剤の分類と作用 ───────────────────── 25
    - [1] 刺激性下剤　27　　[2] 塩類下剤　27　　[3] 膨張性下剤　28
    - [4] 浸潤性下剤　29　　[5] その他の下剤　29
  - 2．下剤の効果的な使用方法と使用上の注意 ─────────── 30
- IV．食事と前処置 ─────────────────────────── 31
  - [1] 大腸検査の前処置に伴う食事制限と検査食　31
- V．検査時の前投薬 ────────────────────────── 35
  - 1．鎮痙剤（抗コリン剤）使用について ───────────── 35
  - 2．大腸検査に用いられる鎮痙作用を有するその他の薬剤
    （グルカゴン、ペパーミント、芍薬甘草湯） ───────── 36
  - 3．その他、大腸検査に用いられる薬剤 ──────────── 37

3 全大腸内視鏡検査における前処置
(1) 大腸内視鏡のためのポリエチレングリコール経口洗腸法 ──────（光島　徹） 39
- I．大腸内視鏡のための洗腸法の歴史と問題点 ──────────── 39
- II．Golytely法導入の経緯 ────────────────────── 41
- III．無作為比較対照法によるGolytely®最適量の検討 ──────── 43
  - 1．研究目的 ───────────────────────── 43
  - 2．研究方法 ───────────────────────── 43
    - [1] 洗腸の方法　43　　[2] 大腸内視鏡の方法　43　　[3] 対象の選択　44
    - [4] 評価の方法　44
  - 3．対象 ─────────────────────────── 44

i

- 4．結果 …………………………………………………………45
  - 1 研究デザインの妥当性 45　　2 Golytely® 飲用の状況 45
  - 3 洗腸効果 45　　4 被検者の受容性 48
- 5．考察および結論 ………………………………………………49
- IV．今後の展開 ──────────────────────────────49
- V．消化管運動促進剤 mosapride citrate 併用による経口腸管洗浄液減量の試み ─50
  - 1．研究目的 …………………………………………………………50
  - 2．対象 ………………………………………………………………51
  - 3．方法 ………………………………………………………………51
  - 4．結果 ………………………………………………………………51
  - 5．考察および結論 …………………………………………………51

(2) マグコロールP® による方法 ────────────────(林　繁和) 54
- I．大腸等張マグコロールP法 ────────────────────54
- II．検査食併用等張マグコロールP法 ───────────────56
  - 1．等張法の特徴 …………………………………………………58
  - 2．高張法の特徴 …………………………………………………59
  - 3．飲用における環境 ……………………………………………59
    - 1 病院での飲用 59　　2 在宅飲用 60
  - 4．前処置評価方法 ………………………………………………60
    - 1 検査前の評価方法 62　　2 検査中の評価方法 62
    - 3 被検者の受容性など 62
  - 5．前処置不良時の対応 …………………………………………63
    - 1 検査前 63　　2 検査中 63
  - 6．検査中の注意点 ………………………………………………64
    - 1 残渣、気泡 64　　2 処置時の腸管内ガス 64
  - 7．リスク・禁忌（発生した場合の対応）………………………65
  - 8．被検者への説明のポイント …………………………………66

(3) 大腸内視鏡検査前処置で内視鏡技師が気をつけること ────(田村君英) 68
- I．日本消化器内視鏡技師研究会における大腸内視鏡検査前処置のアンケートより ─68
  - 1．アンケート調査の対象 ………………………………………68
  - 2．施設の規模 ……………………………………………………68
  - 3．検査前の排便管理 ……………………………………………68
  - 4．検査前日の食事指導 …………………………………………69
  - 5．前処置を実施する場所 ………………………………………69
  - 6．施設で前処置を実施している理由 …………………………69
  - 7．施設で実施する前処置薬 ……………………………………70
  - 8．前処置薬の服用量 ……………………………………………71
  - 9．検査前日から当日にかけての前処置薬使用状況の調査 …71
  - 10．前処置薬服用後の最終排便の確認 …………………………72
  - 11．前処置不良となり再検査となる割合 ………………………72
  - 12．前処置法の評価基準 …………………………………………73
- II．内視鏡技師が気をつけること ──────────────────73
  - 1．問診票、説明書、同意書 ……………………………………74
  - 2．食事 ……………………………………………………………74
  - 3．自宅で前処置薬を飲用する場合 ……………………………74
  - 4．問い合わせ先 …………………………………………………74
  - 5．専用室の確保 …………………………………………………74
  - 6．トイレ …………………………………………………………74
  - 7．排液の最終確認 ………………………………………………75

4 注腸X線検査における前処置 ————————（吉村　平、松井敏幸、海老根精二）　76
Ⅰ．注腸X線検査の基本的な方法 ————————————————76
1．Brown法以前の二重造影法と前処置 ……………………………76
[1] Fischer法　76　　[2] Welin法　77
2．Brown法による前処置 ……………………………………………77
[1] 日本でのBrown法の取り組み　78　　[2] 現在の標準的な前処置　80
[3] Brown法に腸管蠕動薬を加えた方法　84　　[4] マグコロール等張液　84
[5] 頑固な便秘など排便不良例に対する前処置　85
[6] 当日の残渣物に関する対策　85　　[7] 前処置評価方法　86

5 新しい前処置の試み ————————————————（吉村　平）　88
Ⅰ．新しい検査方法に対する前処置 ————————————————88
1．virtual colonoscopy（仮想大腸内視鏡） ………………………88
Ⅱ．新しい前処置 ——————————————————————89
1．ラキソベロン®液（20 ml） ………………………………………89
2．経口的リン酸ナトリウム（NaP） …………………………………90
3．リン酸ナトリウム錠剤 ……………………………………………91
4．L-glucose …………………………………………………………92
Ⅲ．新しい消化管蠕動抑制剤 ———————————————————93

6 個別にみた前処置と検査 ————————————————（吉村　平）　95
Ⅰ．検査方法と目的 ——————————————————————95
1．簡易にできるS状結腸内視鏡 ……………………………………95
2．スクリーニングとしての大腸検査 ………………………………96
Ⅱ．患者の状態と大腸検査・前処置 ————————————————96
1．便秘・通過障害 ……………………………………………………96
2．下痢患者 ……………………………………………………………97
3．出血・血便をきたした患者 ………………………………………98
4．潰瘍性大腸炎 ………………………………………………………99
5．クローン病 …………………………………………………………100
Ⅲ．大腸検査の前処置の評価方法 ————————————————100

7 前処置による合併症および感染対策 ————————（吉村　平）　103
Ⅰ．大腸検査に伴う偶発症・合併症 ————————————————103
Ⅱ．大腸検査前処置における偶発症 ————————————————104
1．医薬品・医療器具等安全性情報 No. 194 …………………………104
2．医薬品・医療器具等安全性情報 No. 195 …………………………108
Ⅲ．大腸検査前処置における偶発症への対応 ————————————110
1．飲用中の危険な信号 ………………………………………………111
2．前処置を良好にするための工夫 …………………………………111
Ⅳ．前処置を中心とした内視鏡安全対策 ——————————————112
Ⅴ．大腸検査に関係する感染症とその対策 ——————————————115
Ⅵ．大腸内視鏡検査に関係する感染症 ————————————————115
Ⅶ．大腸内視鏡の洗浄・消毒 ———————————————————116
Ⅷ．職業安全管理 ———————————————————————117

1 大腸検査は前処置により進歩したか

I ─● 大腸検査の目的

　大腸検査は、大腸の病変を描出し、その存在を拾い上げ、診断することを目的としている。前処置を行うのは、腸内容物を排泄させることにより残渣を少なくし、病変の偽陽性を少なくし、診断率を向上させるためである。前処置の改善により大腸X線検査・大腸内視鏡の検査方法およびその技術が飛躍的に進歩し、被検者負担の軽減、検査の安全性、病変の発見率・診断率の向上がもたらされている。

II ─● 大腸検査と前処置

　肛門あるいは下部直腸の観察は、直腸鏡で可能であったが、深部の結腸を含む大腸の検査が始められたのは、20世紀になってからの造影剤を用いたX線検査である。
　最初は、経口的に造影剤を飲み大腸を検査する経口法で、所見は、狭窄、拡張、腫瘤像などでかなり大まかなものであった。大腸内に存在する内容物（糞便）が、検査および診断にとって、厄介なものであり、腸をきれいにすることが重要な問題であった。
　注腸法によるX線検査はSchuleが1904年に初めて行った[1]。この検査は、被検者を側臥位・膝胸体位の体勢で、次亜硝酸ビスマスの油性懸濁液を透視なしで肛門より投与し、検査を行った。造影剤を腸管内に充満する一重造影で検査が行われたが、狭窄、拡張、腫瘤像が中心の診断学で、大腸内の内容物が検査および診断上問題であった。この検査は、造影剤が大腸すべてに到達した後透視を行い、造影剤のみで大腸を検査するsingle contrast法（一重造影法）が主であった。この段階では、大腸の中をきれいにする前処置の内容は明らかでないが、ヒマシ油などの下剤、経肛門的に洗腸・浣腸がある程度行われていたようである[2]。
　肛門よりバリウムを注入する注腸X線検査は、Fischer（1923）により行われた[3]。大腸をきれいにするために、ヒマシ油による下剤投与を行った後、検査当日、洗腸により前処置を行い、大腸内容物を可能な限り排出させ検査を行った。使用するバリウムは低濃度で、右側結腸まで十分に注入し、一重造影による充満法で検査を行った。原則は、一重造影法による撮影法であるが、便を排出後、空気を入れて行うdouble contrast法（二重造影法）でも撮影されている[4]。この時期までは、一重造影法による充満像の検査・診断が主であるので、狭窄、拡張、変形、腫瘤像（陰影欠損）が診断のよりどころであり、透視下での腸管の動きも重要視されていた。動

かないところは、病変が存在するとされた。

　Welinは、下剤としてヒマシ油を使用し前処置を行い、検査前に洗腸(高圧浣腸)により腸内容物を排出させ、今までより高濃度のバリウムを使用した注腸を行った[5,6]。充満像を撮影後、バリウムを排出させ空気を注入し二重造影を行う方法で、二重造影法がこれまでの一重造影法より病変の描出力が優れているとの報告が相次ぎ、広く普及することになる。二重造影法では、管腔内の病変の撮影、診断が主となるため、腸管内の残渣物は今まで以上に診断的に問題となり、前処置の改善が図られた。また、この二重造影では、大腸粘膜の微細構造である網目模様(network pattern)が描出されることがWilliamにより報告された[7]。

　Brownが発表した洗腸を用いない方法は、今までの前処置と比べて、腸管内の水様残渣物が少ないこと、粘膜表面の湿潤度が乾燥気味であるという特色があった[8,9]。大腸粘膜の微細像を描出するには、大腸粘膜表面のやや乾燥気味の適度の湿潤状態が適している。日本では、この像を描出するのに、狩谷、吉川、西澤らの努力があった[10]。network patternは、浣腸法を主とする前処置では、大腸粘膜の模様は出ることが少なかったが、Brown法ではそれまでの前処置よりも高頻度に鮮明に描出された。現在では、network patternは画像評価の1つのポイントとなっている。Brown法以後、腸管全体の充満法が撮影方法として衰退し、二重造影法が中心となり、バリウムの付着がよく、貯留するバリウム・残渣の少ない二重造影法が主となった。

　一方、大腸内視鏡の歴史は直腸鏡にその起源があり、ヒポクラテス集典の中に痔核の検査に直腸鏡を用いたと記載され、ポンペイの出土品から発見されている。直腸より深部の大腸を観察するのは第二次大戦後になってからであり、松永ら(1957)は、当時の胃カメラを改良し写真撮影ができるsigmoid cameraを行った[11]。直接大腸を観察できる大腸ファイバースコープはTurell(1963)が最初に報告し[12]、その後多くのスコープが市販されるようになった。現在日本で使用されている内視鏡の原型は、松永ら、丹羽らにより開発され、直視下で観察しながら挿入することが可能となった。田島らの逆「の」字方式によるpush挿入が主として行われていたが、新谷方式のright turn shortingなどの短縮による挿入方法が紹介され、最短距離で挿入する方法が主流となった[14]。検査の前処置は、大腸X線検査で行われていた方法と同じ方法(洗腸法、Brown法)が用いられており、スコープ挿入時の滑りに抵抗がみられた。このころ、ファイバースコープの視野角、アングル角度、硬さなどの操作性の改良とGolytely®による腸管洗浄方法が考案された[15]。これらにより、スコープと腸管壁の抵抗が少なくなり、短縮による挿入方法がより簡易になった。前処置の改良によって、スコープをより直線的に挿入する方法が可能となり、被検者の許容性がよくなった。

III——●大腸検査の前処置に対する考え方の推移

1. 大腸X線検査

> **大腸X線検査変遷の要点**
> ① 経口法から注腸法に。
> ② 一重造影法から二重造影法に変化。
> ③ 二重造影でのバリウム注入法が2回法から1回法へ。
> ④ 洗腸法からBrown法へ。
> ⑤ fine network pattern描出が向上。
> ⑥ 「残渣を少なく」から、よりよいバリウムの粘膜付着へ。

　大腸X線検査の前処置は腸管内の固形残渣物を少なくすることを第一の目標として行われており、腸管内の水分の残存よりも腸管内の便の洗浄を主に考えた湿式の前処置(湿式法)と、大腸粘膜へのバリウム付着の改善を目的とした乾燥気味で当日の高圧浣腸を行わない乾式法がある。

　湿式法は、低残渣食の摂食に加え、ヒマシ油、塩類下剤などの下剤を使用し便を排出させ、検査当日に微温湯による腸洗浄を行い、大腸の前処置を行う。微温湯を約500 mℓ注入し排泄物がなくなるまで繰り返す処置だけでも1～2時間程度費やした。大腸粘膜は、微温湯による高圧浣腸で湿性に富んだ状態となりnetwork patternの出現は困難であるが、大腸の病変を描出するのには問題はなかった。

　注腸X線検査は、バリウムを500～1,000 mℓ用いて大腸全体を充満する一重造影法が主たる撮影方法であった。より詳細な病変を描出するためには二重造影法が必要であり、Fischer、Welinなどにより、バリウムを排出させ空気を入れる二重造影法が完成された。

❶Fischer法[3] (図1)

> **標準的な前処置の流れ**
> ① ヒマシ油に加え、検査前の洗腸で、可能な限り排出。
> ② バリウムは低濃度で、右側結腸まで十分に注入。
> ③ 撮影の原則は、一重造影で充満法。
> ④ 便を排出後、空気を入れ二重造影でも撮影。

バリウム充満　　　　　排泄　　　　　二重造影

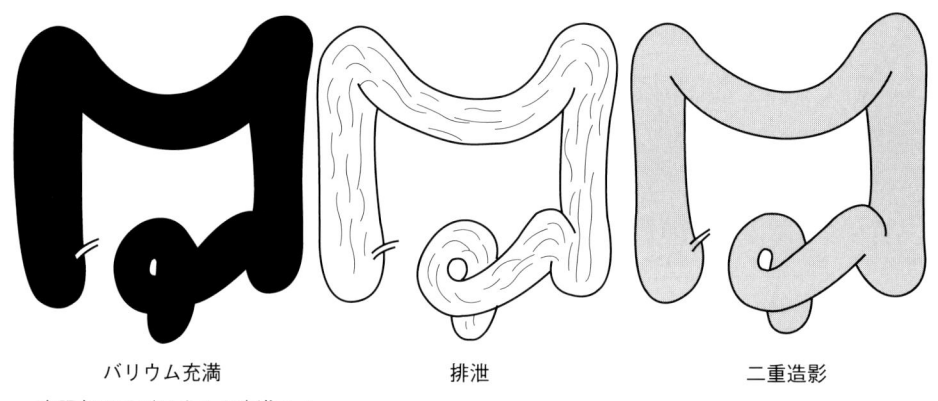

盲腸部までバリウムを充満させ、
その後排出して空気注入

図 1．Fischer 法（weber 法）
（文献 17）より）

解　説

　洗腸を行うため、大腸粘膜は湿潤状態にあり粘膜模様を描出するのには適さない。バリウムが右側結腸まで充満するので、深部大腸の診断が容易になる。前処置も洗腸法により大腸をきれいにし、その後、バリウムを深部まで注入し、排出させてから検査するので時間がかかり、被検者の不快感も強い。現在はほとんど行われていない。

2 Welin 法[5)6)]（図2）

標準的な前処置の流れ

① 前日夕食後ヒマシ油
② 当日の前処置は洗腸。
③ 高濃度バリウム使用
④ 二度バリウムの注腸を行い二重造影法が中心。

解　説

　基本的には Fischer 法と同じ前処置で行うが、バリウムを高濃度にすることにより、湿潤性の欠点をカバーした造影方法となり、診断は向上した。この頃の下剤は、ヒマシ油が中心であったが、Dulcolax®、X-pre（センナが主）、Neoloid（ヒマシ油が主）、センナが市販され、夕食後に使用された。食事は、48時間前から流動食が行われた。

注入　　　　　　　　　　　排泄　　　　　　　　　　二重造影

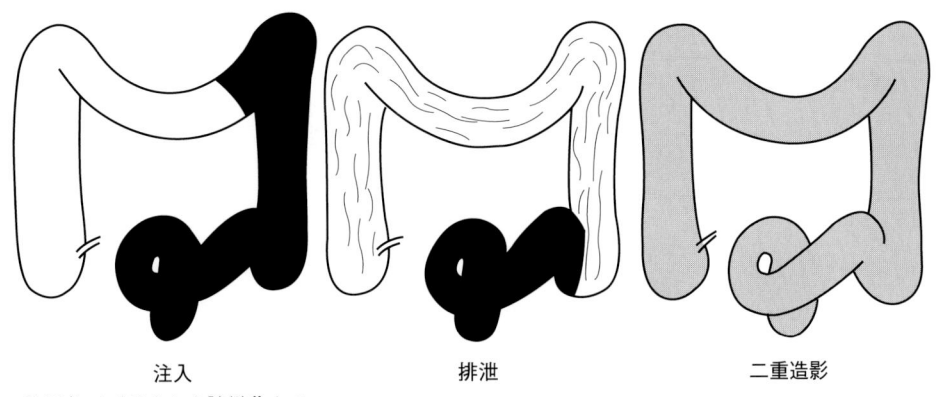

腹臥位でバリウムを脾彎曲まで
充満させ、その後排泄
再度S状結腸中部まで充満させ、
その後体位変換と空気注入

図 2．Welin 法
(文献 17) より)

❸Brown 法[8)9)]（図3）

標準的な前処置の流れ

①バリウムを排出しない one stage method での二重造影。
②検査前に、洗腸をしなくても検査ができる。
③食事制限(低残渣食、低脂肪)、塩類下剤、水分摂取による前処置。
　1) 24 時間前より流動食による制限
　2) 多量の水分摂取
　3) 12～14 オンスのマグネシウム塩を前日の昼食後に服用し、夕食に Dulcolax を 2、3 錠と、検査当日の朝 Dulcolax 座薬を使用する。

解　説

　Brown は指示箋により被検者の食事制限および下剤服用を行った。チェック欄を設けて、実際に行えた内容を確認した(78頁、表28参照)。この方法では、被検者が自分で前処置を行うことができる特徴がある。検査前の浣腸がなく、X 線検査までの人的および時間的節約ができた。また少しは煩雑さから解放され、苦痛は軽減し被検者の評価もよかった。時に塩類下剤服飲後に嘔吐をきたすことがあった。大腸 X 線検査当日には、Dulcolax® 座薬を挿入し、大腸下部の残渣物を排出させることにより残渣物が少なくなった。
　二重造影法を主体とする注腸 X 線検査では、より厳密な前処置が求められたが、Brown 法は、洗腸あるいは腸管洗浄法に比較して、粘膜が乾燥気味でバリウムがよく付着しやすく fine network pattern がよく描出された。

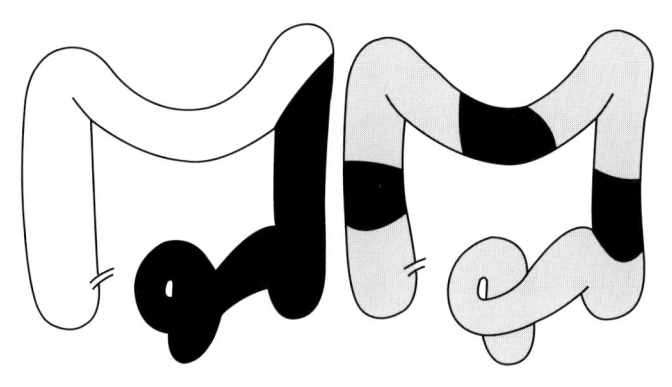

下行結腸までバリウムを充満させ、そのまま空気を注入して
体位変換により盲腸部まで送り込む

図 3. Brown 法

(文献 17) より)

バリエーション：日本での Brown 法の改良

① 日本の食生活に合った食事箋
② レトルトパウチ食の開発
③ 下剤の開発
④ バリウム濃度の改善
⑤ 二重造影撮影方法

解　説

西澤・狩谷[10]は Brown 法で前処置を行った注腸 X 線検査で、十分に清掃がなされていたもの 42％、小糞塊または粘液像が認められるが、診断の妨げにならないもの 47％、大小多くの残渣物が認められ診断不能なもの 11％で、診断可能なもの計 89％と今までより優れていると報告し、日本で普及することになった。

狩谷ら[13]によると十分洗浄されていたものが 36％、診断可能 89％であった。日本人に合うようにと考え、食事内容は、かゆ、味噌汁、くず、うどんなどに変更された。

塩類下剤として用いられたマグコロールは、1974 年に堀井薬品工業株式会社からクエン酸マグネシウム 100 mg を含む 250 ml の溶液として、発売された。現在は粉状のマグコール P®として、高張液および等張液が作成できるようになっている。接触性下剤として、ビサコジル（コーラック®）が使用された。

Brown が考慮した食事箋を、日本で取り入れようと試みられたが、前日の食事制限の説明をしても理解されない場合が多く、しかも説明された内容の食事を自宅で料理することも煩雑でうまくいかないことが多かった。誰もが、簡単にできる食事をという要求に応じ、1974 年に大塚製薬より、ボンコロン®という、レトルトパウチ食品が発売された。この開発により、統一した食事制限が可能になり、説明も簡単になったことが大腸検査を推進させた。ただ、ボンコロン®は、1 日量が 463 cal と 1 日のカロリー量としては、少なく、味覚とともに被検者の不満は

残った。目的の低脂肪低残渣に関しては、脂肪分 2.8 g、線維分 0.8 g と少なく、下剤による腸管残渣物の排出を促す効果はあった。現在、いくつかの企業が、注腸前処置食を開発しており、内容、味、カロリーなどにバラエティができ、企業の競争および選択の幅ができたことは、被検者にとって好ましいことである。

2．大腸内視鏡検査

> **要 点**
> ①前処置は注腸 X 線検査に準じた方法から始まった。
> ②腸管洗浄液の考案により
> ・発見・診断能が向上
> ・挿入技術の進歩・普及

　前処置の目的は、腸管内容物を排泄させ、内視鏡下で観察することにより大腸疾患の診断を行うことであり、腸管内容物を可能な限り少なく、また透明感があることが望まれる。腸管内容物を排出させるということで、大腸 X 線検査で行われていた方法と同じ下剤・洗腸中心の方法（洗腸法、Brown 法）で行われていた時には、スコープ挿入時の滑りに抵抗がみられた。Golytely® による腸管洗浄方法が考案されたことにより大腸内視鏡の歴史は通常の検査として普及することになった[15]。ファイバースコープのアングル角度、硬さなどの操作性の改良も図られ、スコープと腸管壁の抵抗が少なくなり、腸管を短縮する挿入方法が主流となってきている。

■1 浣腸法

　前日に、X 線検査と同様の食事制限およびヒマシ油などの下剤による前処置に行って腸洗を主とする高圧浣腸法を繰り返す方法であり、排泄される腸液が透明になるまで繰り返して行われた。時間および被検者の許容性に多くの問題があった。

■2 経口的な方法

　Brown 法による乾式の前処置に変化すると被検者の許容性は改善されたが、腸管が乾燥しており、粘りがあるので、残渣が残った場合の内視鏡下洗浄や挿入時のスコープの滑りなどに問題があった。そのため、500 ml の微温湯による浣腸を内視鏡施行前に行うなどの工夫がなされた。
　1980 年に Davis らにより硫酸ナトリウムとポリエチレングリコールを主成分とした経口的腸管洗浄法（Golytely 法）が開発され、前日までの食事制限（低残渣食、低脂肪）が必要なく検査当日に前処置ができるようになり被検者の許容性は改善された[15]。腸管洗浄液 polyethylene

glycol electrolyte lavage solution；PEG-ELS は、飲用した大量の液により物理的に腸管内容物を肛門から排出させた。大量の前処置液を服用しても腸管から吸収されないようにし、腸液分泌を刺激することなく行うので体液への影響が少ない方法である。しかし、飲用量の多さと味の問題があり、被検者にとっては満足いくものではなく、いろいろな工夫がなされた。前日までの食事制限を行わなくてもよいが、服用量が 3〜4 l のものであり、きれいになるまで困難な場合がある。腸管運動亢進剤、下剤、前日の食事などの改良により 2 l ぐらいまで服用量は少なくすることが可能となった。日本へは上野らにより紹介された[16]。

(吉村　平)

文　献

1) Schule A：Ueber die Sondierung und Radiographie des Dickdarms. Arch-Verdauungskrankheiten 10：111-118, 1904(Marshak RH, et al, 1980 による).
2) Marshak RH, Lindner AE, Maklansky D：Radiology of the Colon. WB Saunders 1980.
3) Fischer AW：Uber eine neue Roetgenologische Untersuchungsmethode des Dickdarms；Kombination von Kontrasteinulauf und Luftaufblahung. Kin Wschr 34：1595-1598, 1923.
4) Weber HM：A method of the roentgenologic demonstration of polypoid lesion and polyposis of the colon. Rroc Staff Meeting of Mayo Clinic 5：326-327, 1930.
5) Welin S：The double contrast method in ulcerative colitis. Acta radiological(Stockholm) 55：257-271, 1961.
6) Welin S：Results of the Malmo technique of colon examination. JAMA 199：369-371, 1967.
7) William I：Innominate grooves in the surface of mucosal. Radiology 84：877-880, 1965.
8) Brown GR：A new approach to colon preparation for barium enema；preliminary report. Univ Mich Med Bull 27：225-230, 1961.
9) Brown GR：High-density barium-sulfate suspensions；An improved diagnostic medium. Radiology 81：839-846. 1963
10) 西沢　護, 狩谷　淳：大腸 X 線診断, 文光堂, 東京, 1974.
11) 松永藤雄, 田島　強, 仲屋佐太男, ほか：直視下生検可能な新しい大腸ファイバースコープについて. Gastroenterol Endosc 10：383, 1968.
12) Turell R：Fiber optic colonoscope and sigmoidscope；Preliminary report. Am J Surg 105：133, 1963.
13) 狩谷　淳, 吉川保雄, 白壁彦夫：大腸二重造影法の基本的 X 線像について. 臨床放射線 16：887-893, 1971.
14) Shinya H：Colonoscopy. Igaku-shoin, NewYork・Tokyo, 1982.
15) Davis GR, Santa CA, Morawski SG, et al：Development of lavage solution associated with minimum water and electrolyte absorption or secretion. Gastroenterology 78：991-995, 1980.
16) 上野文昭, 荒川正一, 岩村健一郎：非吸収性非分泌性経口腸管洗浄液を用いた大腸内視鏡検査前処置の検討. Prog Dig Endosc 27：197-201, 1985.
17) 江原　功, 吉村　平：大腸 X 線検査. 医療科学社, 東京, 1993.

2 大腸検査および前処置に必要な基礎的事項

I — 大腸の解剖

1. 大腸の解剖図譜

❶大腸解剖(図4〜6)

要 点

① 大腸は虫垂を含め8つの領域に区分される(虫垂、盲腸、上行結腸、横行結腸、下行結腸、S状結腸、直腸、肛門)。
② 上行結腸、下行結腸は後腹膜に固定されており可動性を有しない。
③ 横行結腸、S状結腸は腸間膜を有し可動性である。

解 説

　大腸は小腸に続いて腹腔の外周を一周し、肛門に至るおよそ1.7m前後の長さを持つ管腔臓器で、太さはおよそ5〜6cm前後である。大腸を大きく分類すると盲腸、結腸、直腸および肛門に分類され、さらに、結腸は上行結腸、横行結腸、下行結腸、S状結腸に分類される。大腸癌取扱い規約[1]では、大腸の区分を7つの領域に分類しており、盲腸(C)は回盲弁以下の囊状部で、回盲弁はやや内側の後壁側に開口しており、上行結腸との境界は回盲弁の上唇の高さとしている。虫垂は盲腸に付着しており、長さが約7〜8cm、太さは約6mmである。上行結腸(A)は盲腸に続く右結腸曲に至る領域で、横行結腸(T)は上行結腸に続く、右の結腸曲から左の結腸曲に挟まれた領域、下行結腸(D)は横行結腸に続く左結腸曲からS状結腸起始部(ほぼ腸骨稜の高さ)に至る後腹膜に固定されている領域である。S状結腸(S)は、解剖学的に下行結腸に続く腸間膜を有する部分とされているが、外科的には直腸S状部を除外した腸間膜が生じる部分より岬角の高さまでである。結腸曲は腸間膜を有する横行結腸が、後腹膜に固定されている上行結腸や下行結腸に移行し屈曲する左右の境界線のことを指している。解剖学的には直腸S状部はS状結腸に位置されており、岬角の高さより腸間膜が終わる第2仙椎下縁の高さまでの領域であるが、外科的には脈管系が腹膜反転部より口側の上部直腸と同一であるため、直腸S状部として直腸の一部として扱われている。直腸(R)の場合も同じく、解剖学的な直腸の領域は腸間膜を失った第2仙椎の高さまでであるが、外科的には直腸S状部から恥骨直腸筋付着部の上縁

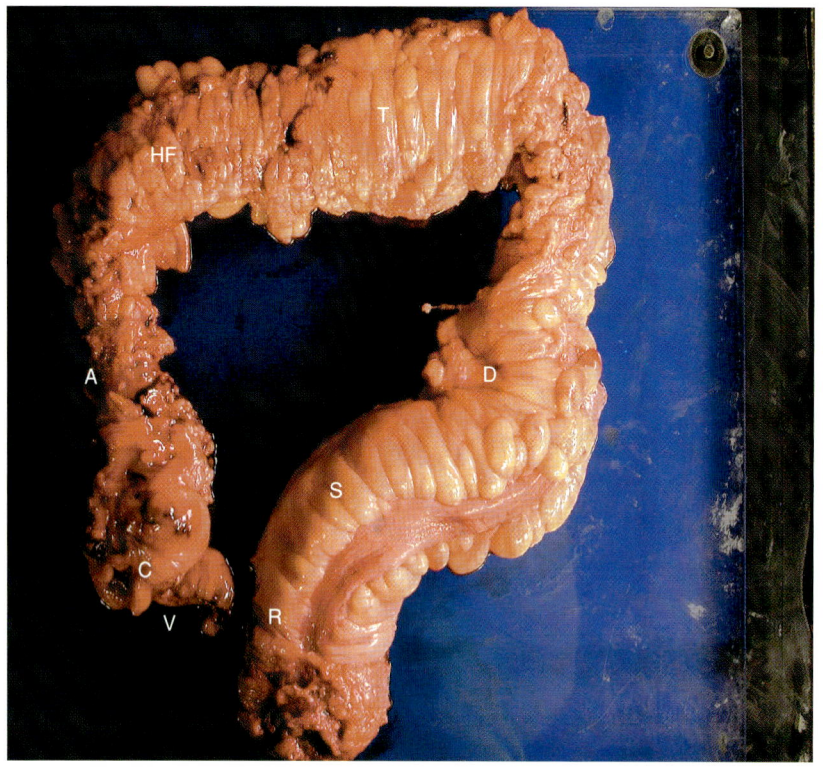

図 4. 大腸の実物切除写真
(三重大学医学部第2外科 吉山繁幸・畑田剛提供)

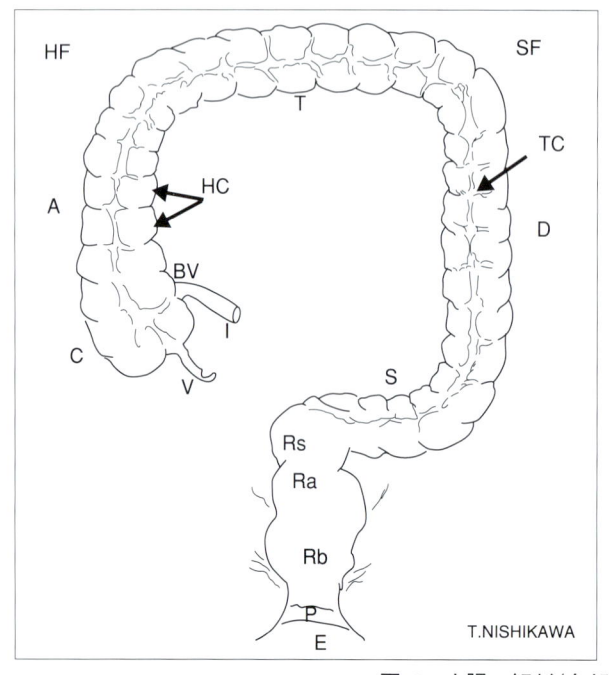

I : Ileum (回腸)
V : Vermiform Appendix (虫垂)
C : Cecum (盲腸)
A : Ascending Colon (上行結腸)
T : Transverse Colon (横行結腸)
D : Descending Colon (下行結腸)
S : Sigmoid Colon (S状結腸)
R : Rectum (直腸)
Rs : Rectosigmoid (直腸S状部)
Ra : Above the peritoneal reflection (上部直腸)
Rb : Below the peritoneal reflection (下部直腸)
P : Proctos (肛門管)
E : External skin (肛門周囲皮膚)
TC : Temia Coli (結腸紐)
BV : Bauhin's Valve (回盲弁)
HC : Haustra Coli (結腸膨起)
HF : Hepatic Flexure (肝彎曲部)
SF : Splenic Flexure (脾彎曲部)

図 5. 大腸の解剖(各部位の名称)
(文献 1)〜6)を参照作図)

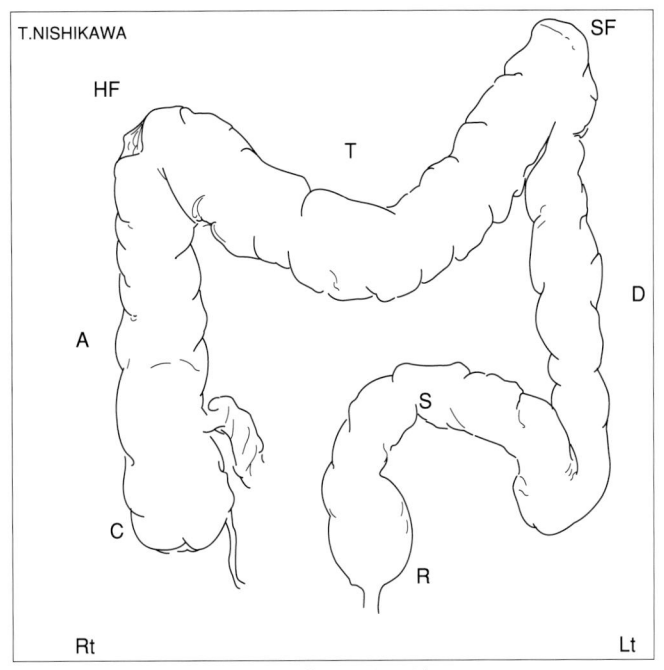

2．大腸検査および前処置に必要な基礎的事項

正面像（前後方向）

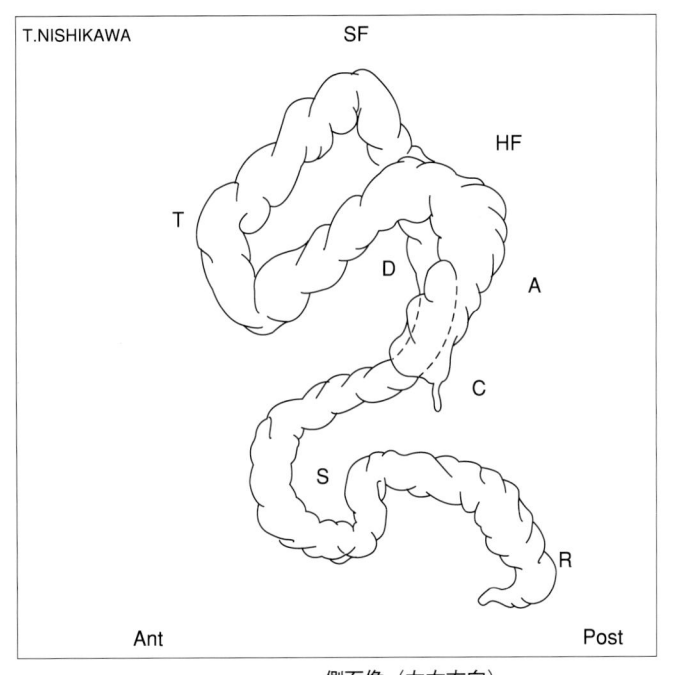

Rt	：右側
Lt	：左側
Ant	：腹側
Post	：背側
R	：直腸
S	：S状結腸
D	：下行結腸
T	：横行結腸
A	：上行結腸
C	：盲腸
HF	：肝彎曲部
SF	：脾彎曲部

側面像（左右方向）
図 6．大腸の解剖（正面像と側面像）
（文献2）、7）、8）を参照作図）

までとして取り扱っている。なお、直腸は直腸S状部、上部直腸、下部直腸の3つに分けられ、直腸S状部（Rs）は岬角の高さより第2仙椎下縁の高さまでとし、上部直腸（Ra）は第2仙椎下縁の高さから腹膜反転部まで、下部直腸（Rb）は腹膜反転部より恥骨直腸筋付着部上縁までと

11

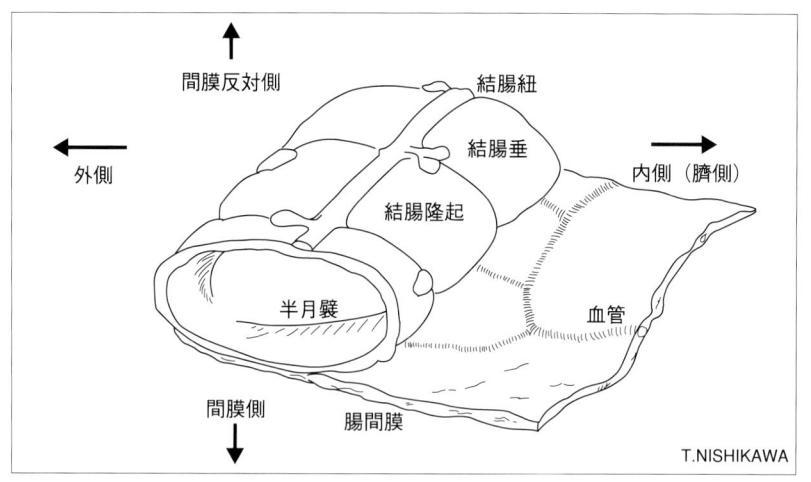

図 7. 大腸の解剖（構造と名称）
（文献1)、2)、4)、9)〜10)を参照作図）

している。肛門管は恥骨直腸筋付着部上縁から肛門縁までの管状部の領域である。

　大腸壁の壁在区分は大腸癌取扱い規約に準じると、壁の全周を間膜側、間膜反対側、内側、外側に4等分しており、内側は臍に面した面を指している。直腸、肛門管においては前壁、後壁、左壁、右壁と分類している(図7)。

　盲腸および結腸では、その外表面に縦走する3条の紐状構造が認められる。これは結腸壁の外縦走筋がこの3ヵ所で特に発達しており、結腸紐と呼ばれるものである。この結腸紐が存在するため結腸壁は全体に縦方向に収縮し、規則正しい間隔をおいて輪状の狭窄部が存在する。この狭窄部の内腔壁は内側に向かって突出する半月状の襞が認められ、半月襞と呼ばれている。半月襞は腸管壁の全層から構成されており、半月襞から半月襞の間は外側に膨隆しており、この膨隆部を結腸膨起と呼ぶ。虫垂は基本的に大腸の一般的構造と同一の構造を有しているが、結腸紐や結腸膨起は存在していない。直腸は男性の場合、上部で直腸膀胱窩を隔てて膀胱と接しており、下部は前立腺と相対している。女性の場合は上部がダグラス窩を隔てて子宮と接しており、下部は腟の後壁に接している。直腸も結腸とは異なり、結腸紐や結腸膨起は認められない。

2 大腸の脈管支配とリンパ経路

要 点

① 大腸の脈管支配は上腸間膜動静脈、下腸間膜動静脈、腸骨動静脈系である。
② 上腸間膜動静脈は主に右側結腸を支配している。
③ 下腸間膜動静脈は左側結腸やS状結腸、直腸の上部を支配している。
④ 肛門管および下部直腸は腸骨動静脈に支配されている。

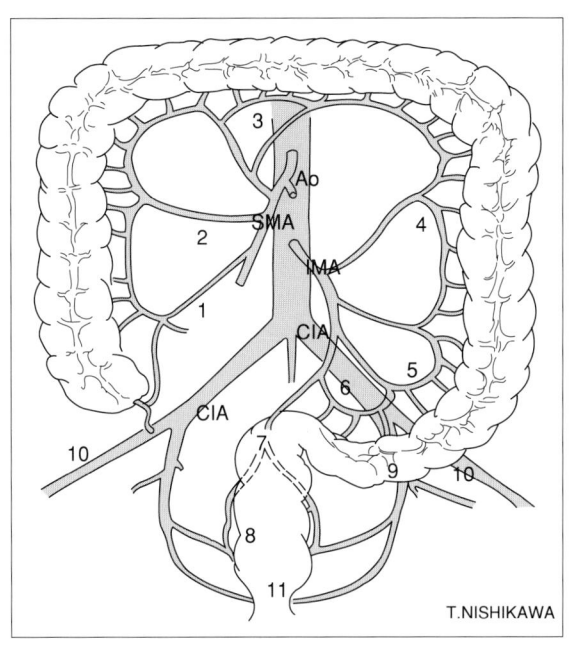

大腸の動脈支配

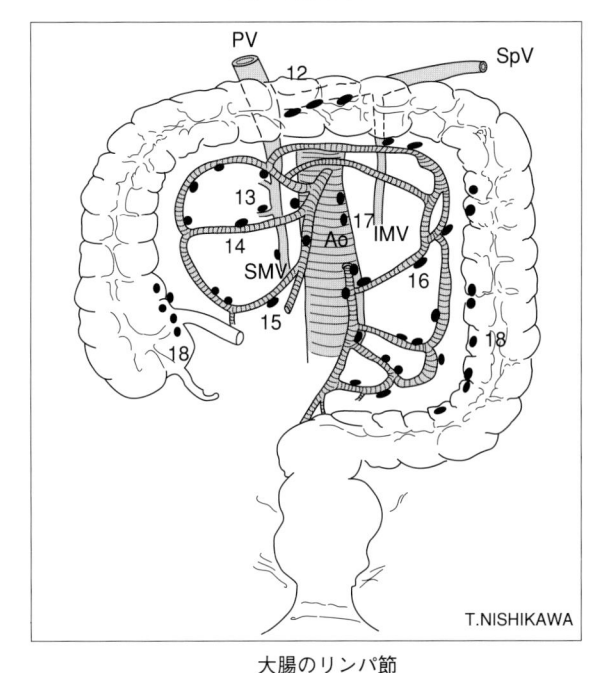

Ao	: Aorta（大動脈）
SMA	: Superior mesenteric artery（上腸間膜動脈）
SMV	: Superior mesenteric vein（上腸間膜静脈）
IMA	: Inferior mesenteric artery（下腸管膜動脈）
IMV	: Inferior mesenteric vein（下腸管膜静脈）
CIA	: Common iliac artery（総腸骨動脈）
PV	: Potal vein（門脈）
SpV	: Splenic vein（脾静脈）
1	: 回結腸動脈
2	: 右結腸動脈
3	: 中結腸動脈
4	: 左結腸動脈
5	: S状結腸動脈
6	: 最下S状結腸動脈
7	: 上直腸動脈
8	: 中直腸動脈
9	: 閉鎖動脈
10	: 外腸骨動脈
11	: 下直腸動静脈
12	: 上腸間膜リンパ節
13	: 中結腸リンパ節
14	: 右結腸リンパ節
15	: 回結腸リンパ節
16	: 左結腸リンパ節
17	: 大動脈周囲リンパ節
18	: 結腸壁在リンパ節

大腸のリンパ節

図 8．大腸の動脈走行とリンパ節
（文献1)、4)、5)、9)、12)を参照作図）

解 説

　腹部大動脈から分枝する主な脈管には、腹腔動脈、上腸間膜動脈、下腸間膜動脈、腎動脈などがあり、総腸骨動脈は第4腰椎の高さで左右に分岐する。上腸間膜動脈は、小腸と上行結腸、横行結腸、および下行結腸の上部と膵臓などを支配しており、下腸間膜動脈は下行結腸の下部

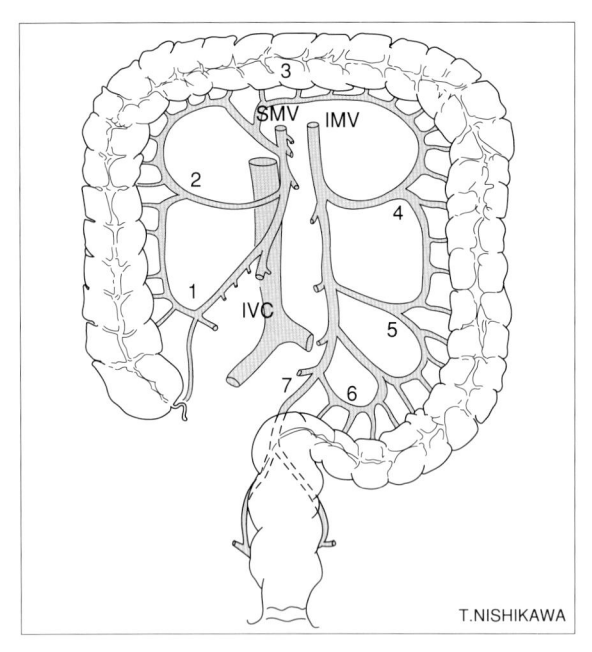

大腸の静脈支配

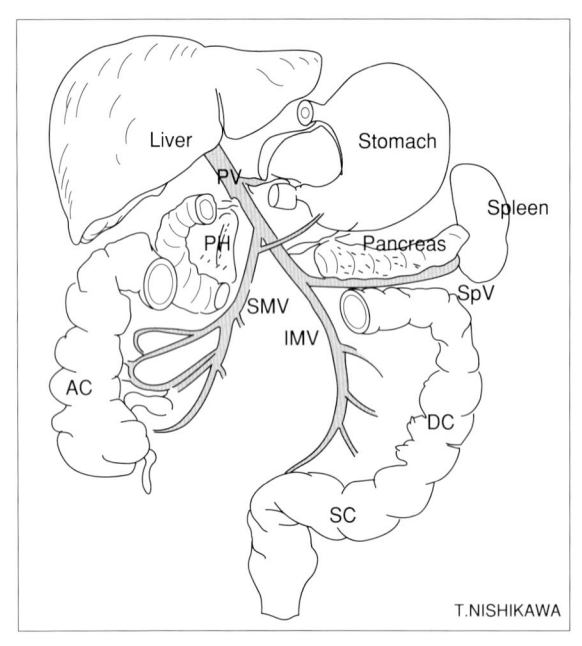

Liver	：肝臓
Pancreas	：膵臓
Stomach	：胃
AC	：上行結腸
DC	：下行結腸
SC	：S状結腸
IVC	：下大静脈（Inferior Vena Cava）
SMV	：上腸間膜静脈（Superior mesenteric vein）
IMV	：下腸管膜静脈（Inferior mesenteric vein）
S1	：回結腸静脈
S2	：右結腸静脈
S3	：中結腸静脈
S4	：左結腸静脈
S5	：S状結腸状脈
S6	：最下S状結腸状脈
S7	：上直腸静脈

大腸の周辺臓器と静脈走行

図 9．大腸の周辺臓器と静脈走行
（文献1)、4)、5)、9)、12)を参照作図)

から直腸、肛門の一部までを支配している（図8上）。

　静脈は動脈と同様に小腸から上行結腸および横行結腸、下行結腸の上部までを上腸間膜静脈が、下行結腸の下部から直腸、肛門までを下腸間膜静脈が支配している。下腸間膜静脈は、脾静脈と合流し、その後に上腸間膜静脈、次いで胃冠状静脈と合流したのち門脈となる。門脈は

肝門部より肝内に流入して胃、腸、膵臓、脾臓などから集めた血流を肝臓に送る機能血管の役割を果たしており、栄養血管である固有肝動脈とともに肝臓内で枝分かれして、再度合流し肝静脈となって下大静脈に入る(図9)。

　リンパ節は、腸管傍リンパ節、中間リンパ節、主リンパ節、主リンパ節より中枢のリンパ節、その他のリンパ節に分類され、それぞれの脈管支配領域においてさらに詳細に分類されている。上・下腸間膜動脈系に属するリンパ節は、末梢から中枢に向かう順に添って結腸壁在リンパ節、結腸傍リンパ節、中間リンパ節、主リンパ節と分類されており、大腸癌取扱い規約では腸管傍リンパ節群を第1群、中間リンパ節群を第2群、主リンパ節群を第3群、それよりも中枢のリンパ節を第4群と分類している(図8下)。

2．正常組織

■1 大腸壁の組織構造(図10)

要　点

① 大腸の壁構造は5層の構造をしている。
② 大腸の粘膜には、絨毛は存在せず単純な腺管よりなる。
③ 大腸の筋層は内輪走筋と外縦走筋の2層から構成されている。
④ 横行結腸とS状結腸では腸間膜付着部以外のところは漿膜が覆っている。
⑤ 上行結腸および下行結腸の背側後面は漿膜を欠いている。

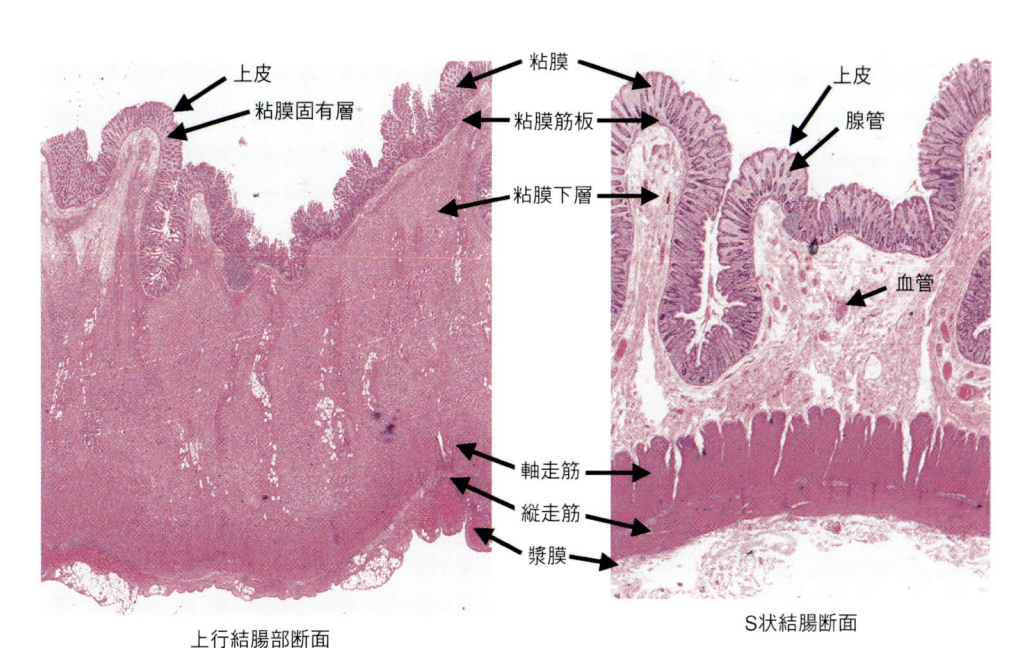

図 10．大腸壁の構造
(医療法人尚豊会築港診療所検査室より提供)

解説

　大腸壁の構造をみると組織学的には粘膜、粘膜筋板、粘膜下層、筋層および漿膜から構成されており、さらに大腸の筋層は内輪走筋層、外縦走筋層の2層から構成されている。但し、盲腸および結腸筋層の外縦走筋は、全周を取り巻かず3条の結腸紐に集まっており、結腸紐と結腸紐の間にはほとんど外縦走筋層は存在しない。また、横行結腸とS状結腸には腸間膜が存在するため、漿膜が全周を覆っており可動性を有するが、上行結腸と下行結腸は半ば後腹膜に埋まっているため、背側後面は漿膜を欠き固定されている。腹膜翻転部より肛門側の下部直腸(Rb)は漿膜を有していない。大腸の筋層は一般的に上行結腸や横行・下行結腸に比べてS状結腸の方が厚い。直腸の粘膜上皮は肛門管に達すると単層円柱上皮から重層扁平上皮に移行し、直腸から肛門管に移行すると粘膜筋板も陰窩も消失する。筋層のうち内輪層は肛門管下部で発達肥厚して内肛門括約筋を形成し、内肛門括約筋の周囲には骨格筋(横紋筋)でできた肛門挙筋ができ外肛門括約筋を形成する。内肛門括約筋は不随意筋であるが、外肛門括約筋は自身の意思によって緩めることが可能である。

　大腸粘膜には絨毛は存在せず単純な管状の陰窩よりなる腺管をみるが、大腸の陰窩は小腸より発達しており密度も高く、およそ0.5 mmである。大腸の粘膜上皮は単層円柱上皮で、小腸と同様に吸収上皮細胞からなる。粘膜上皮は粘膜固有層に入り込んで小腸より深い陰窩を形成するが、輪状襞も絨毛も存在しないため粘膜表面は比較的平滑である。円柱細胞の間には杯細胞が多数存在しており小腸の杯細胞よりも多く、粘液を分泌している。粘膜固有層は小腸と似た結合組織で構成されており、孤立リンパ小節が存在している。虫垂ではよく発達した集合リンパ小節のような組織があり、虫垂特有の構造を呈している。粘膜筋板は2層の平滑筋で構成され、外縦走筋と内輪走筋からなるが区別はつけ難い。粘膜下層には粘膜下神経叢(マイスネル神経叢)があり、血管が多数みられ脂肪細胞が集まった小さな脂肪組織が存在する疎性結合組織からなる。また、筋層には筋層間神経叢(アウエルバッハ神経叢)が存在する。

3．神経系

要点

① 消化管の機能は反射的に営まれ自律神経系によって支配されている。
② 消化管では迷走神経が横行結腸までを支配している。
③ 下行結腸以下は仙骨部の副交感神経が支配している。
④ 腸管での粘膜下神経叢(マイスネル神経叢)や筋層間神経叢(アウエルバッハ神経叢)に存在する神経細胞集団は組織内に神経節が存在する。

解説

　消化管における運動機能は反射的に活動し、意志の支配によって調整できない不随意的な性格のもので自律性を有している。この自律的機能を司る自律神経には交感神経と副交感神経の2系統があり、一つ一つの臓器に対して両神経が二重に支配している。これらは互いに緊張関係を維持しており、交感神経が促進的に作用すると、副交感神経は抑制的に作用する。交感神経が興奮状態となり緊張すると消化管の機能は抑制され、これとは逆に副交感神経が緊張し興奮状態になると消化管の機能は促進される(**表1**)。

　副交感神経である迷走神経は横行結腸までの腹部臓器に分布し、その運動機能を調節している。下行結腸～直腸、膀胱、生殖器に至っては仙骨(骨盤)神経によって支配されている。大腸での交感神経の支配は腹部交感神経によって行われ、腹腔動脈、上腸間膜動脈が下大動脈から分岐する領域に自律神経叢が形成され、腹腔神経叢と呼ばれている。また、下腸間膜動脈の分岐部にも下腸間膜神経叢があり、これらの神経叢から各々の動脈分布に応じて腹部臓器に分布している。

表 1. 自律神経

	交感神経 機能	交感神経 神経系	副交感神経 機能	副交感神経 神経系
心臓	促進 (冠状血管拡張)	迷走神経	抑制 (冠状血管収縮)	心臓神経叢
胃	運動抑制	内臓神経	運動促進	迷走神経
胃腺	抑制	内臓神経	分泌	迷走神経
膀胱排尿筋	弛緩	内臓神経	収縮	骨盤神経 (S3～S4)
膀胱括約筋	弛緩	内臓神経	収縮	骨盤神経 (S3～S4)
胆嚢	弛緩	内臓神経	収縮	迷走神経
小腸～横行結腸	運動抑制	内臓神経	運動促進	迷走神経
下行結腸～直腸	運動抑制	内臓神経	運動促進	骨盤神経 (S3～S4)

(文献 9)、14)、15)を参照改変)

II──・大腸の生理機能

1．排便機能

1 排便運動（図11）

要　点

①糞便は通常、直腸内には存在せずS状結腸に留まっている。
②直腸壁が糞便により伸展され、骨盤神経が刺激されることによって便意が起こる。
③便意により直腸の蠕動と内肛門括約筋の弛緩が起こり、糞便が排泄される。
④便意が起こる直腸内の上昇は30～50 mmHgくらいである。
⑤排便反射は、脊髄レベルS3～S4にある肛門脊髄中枢により行われる。
⑥意識的に外肛門括約筋の緊張を高めて排便を抑制することが可能である。

解　説

　直腸は自律神経によって支配されており、内輪筋と縦走筋の平滑筋で構成されている。肛門管では筋層のうち内輪層が肛門管下部で発達肥厚して内肛門括約筋を形成している。内肛門括約筋の周囲には骨格筋（横紋筋）でできた随意筋の肛門挙筋があり、外肛門括約筋を形成する。内肛門括約筋は不随意筋であるが、外肛門括約筋は意志で緩めることが可能である。直腸肛門の機能は平滑筋、随意筋、自律神経および体性神経の協調関係によって維持されている。通常、糞便はS状結腸と直腸との間にある輪状筋が収縮して通過を制限しており、直腸内に糞便は存在せずS状結腸内に停滞している。糞便量が増大すると自重によって直腸内に排出されるか、または腸管総蠕動運動によって直腸内に排出される。これに伴い糞便によって直腸壁が伸展され、その内圧が30～50 mmHgくらいに達すると直腸壁に分布している骨盤神経が刺激され、脊髄から大脳へ伝達され便意が起こる。便意を生じると直腸の蠕動、ならびに内肛門括約筋の弛緩作用が反射的に起こり、糞便が体外へ排泄される（排便反射）。

　排便反射は脊髄レベルS3～S4にある肛門脊髄中枢によって反射的に行われ、脊髄の上位中枢により統括されている。便意は我慢することにより直腸壁の緊張が低下し便意を消失させることが可能で、意識的に肛門括約筋を緊張させ排便を抑制することが可能である。このような状態を常習化させると、通常の直腸内圧の上昇では便意が起こらなくなり、常習性の便秘の原因となり得る。

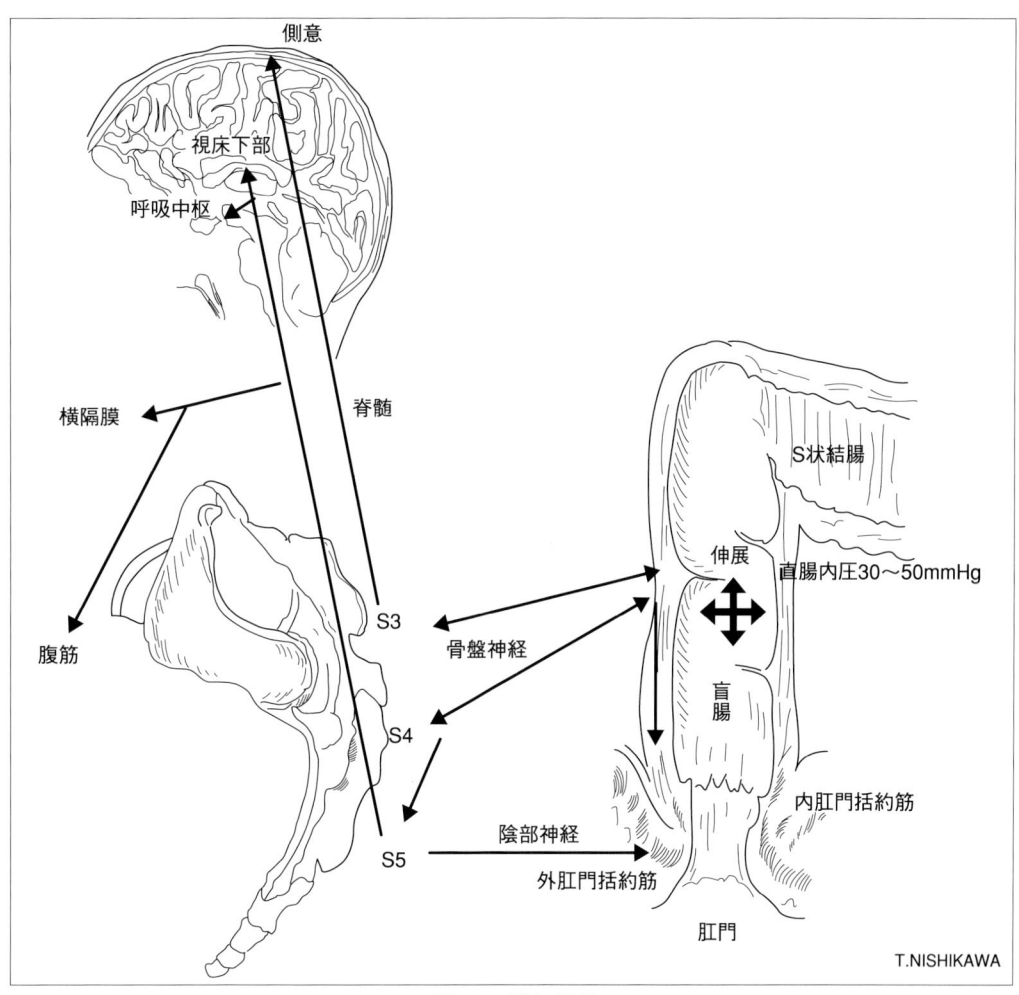

図 11. 排便反射
(文献 2)、5)、7)、9)、14)、15)〜17)を参照作図)

2 腸管の収縮運動

要点

① 大腸の運動には分節運動と蠕動運動がある(図12)。
② 上行結腸および横行結腸では分節運動、蠕動運動および逆蠕動運動が盛んに行われる。
③ 横行結腸からS状結腸にかけては総蠕動運動が起こる。
④ 総蠕動運動は1日に1〜2回程度、胃結腸反射により起こる。
⑤ 蠕動運動により大腸内容物がS状結腸から直腸へ移動する。

解説

腸管の運動には律動性収縮運動と蠕動運動とがあり、律動性収縮運動には振子運動と分節運

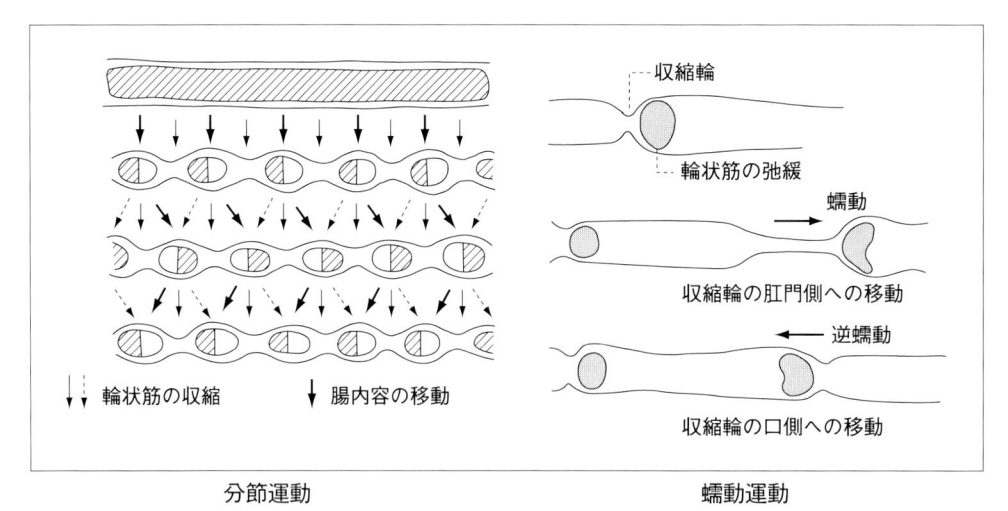

図 12. 腸管の運動
（文献 14)、18) を参照作図）

動との2種類がある。分節運動は輪状筋が間隔をおいて収縮し、腸管にいくつかのくびれを生じさせ、その収縮輪の間が毎分20回くらいの割合で繰り返し収縮運動するもので、主に小腸で行われ下部腸管に行くに従って小さくなる。振子運動は縦走筋が一定の周期で収縮弛緩を繰り返す運動で狭い範囲でみられる。蠕動運動は輪状筋が口側～肛門側に収縮輪を伴って移動する運動で、収縮輪より肛門側の輪状筋は反射的に弛緩している。大腸の運動は主に分節運動と蠕動運動であり、上行結腸から横行結腸の中間辺りまででは分節運動、蠕動運動、逆蠕動運動が盛んに行われており水分の吸収が行われる。横行結腸より肛門側において行われる蠕動運動は1日に1～2回前後しか行われないが、食事を摂ることによって胃結腸反射が起こり、総蠕動と呼ばれる強い蠕動運動が起こる。この総蠕動によって大腸の内容物がS状結腸から直腸に送られ排便反射により糞便が体外に排泄される。

消化管運動の神経調節は、副交感神経が緊張亢進として働き、交感神経が抑制として働く。

2．便通(図 13)

■1 糞便量と排便回数

①1日の糞便量は100～200 gである。
②糞便は通常、固形(有形便)である。
③通常の糞便の色調は黄色調である。
④排便回数は通常1日1～2回程度である。
⑤大腸内での内容物は弱アルカリ性である。
⑥大腸内では細菌によって蛋白の腐敗発酵が促進し、多種の蛋白分解産物を生じる。

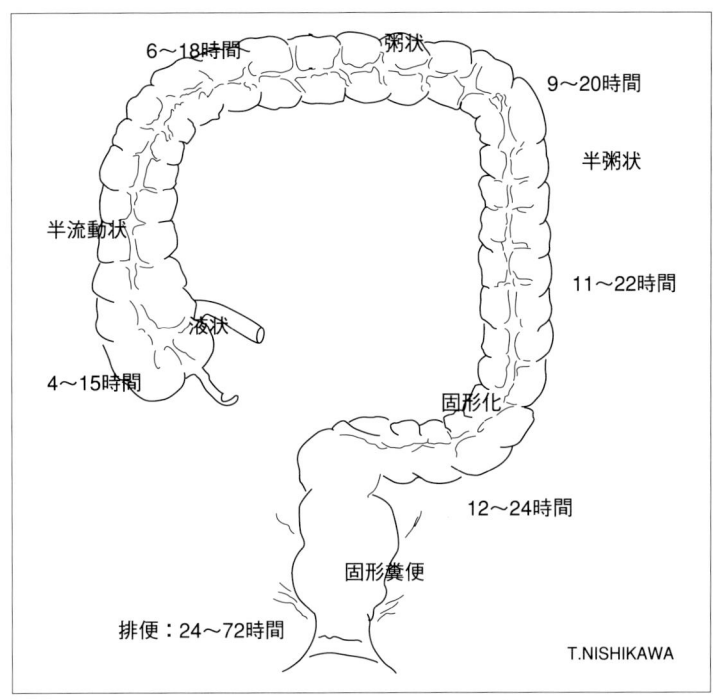

図 13. 腸管内における便の状態
(文献 2)、14)、18)、19)を参照作図)

解説

　大腸からは粘液が分泌されるだけで酵素はほとんど含まれていない。大腸の内容物は初め多量の水分を含んでいるが、主に上行結腸で著しい水分吸収が行われ、下行結腸からS状結腸に至る頃にはほぼ固形化されている。普通便は70〜80％が水分で、消化されなかった植物性繊維や細菌、栄養素の分解産物、腸内の分泌液などの消化不良物で組成されている。小腸では炭水化物の発酵で酸が生じ、腸液によって中和されるため細菌の繁殖は抑制されているが、大腸に至ると初めは弱酸性であった内容物が弱アルカリ性（pH 7.0〜7.5）となるために細菌の発育が活発となり、蛋白の腐敗発酵を促進する。大腸における吸収は主に水分であり、塩類は小腸、大腸を通じて吸収される。糞便の性状は通常固形便であるが、有形軟便、泥状便、水様便、兎糞便、鉛筆様便などをきたすことがある。1日あたり100〜200 g前後の量で色調は黄色調であるが、緑色調、赤色調、黒色調、灰白色調などをみることがある。

2 下痢

要点

①下痢とは、液状または液状に近い便を反復排便することである。
②性状からは、水様便、粘液便、粘血便および脂肪便に分類。
③発生機序により分泌性、浸透圧性、脂肪性、炎症性（滲出性）および消化管運動機能異常などに分類。

表 2. 下痢便の性状と主な疾患

便の性状	疾患
水様便	急性感染性腸炎（ウイルス性、コレラ、腸管毒素原性大腸炎）、単純性下痢
粘液便	粘液疝痛、急性腸炎、過敏性腸症候群
粘血（膿）便	細菌性赤痢、アメーバー赤痢、腸重積、潰瘍性大腸炎、腸結核、クローン病
脂肪便	慢性膵炎、吸収消化不良症候群

（文献2）より参考引用・改変）

表 3. 下痢の分類と原因

分類	原因
1）分泌性下痢	外因性の刺激性下痢、慢性のアルコール摂取、その他の薬物・毒素、内因性の下痢（ジヒドロキシ胆汁酸）、特発性分泌性下痢、ある種の細菌感染、腸管切除、腸管疾患、腸管ロウ（吸収低下）、部分的閉塞または便の嵌頓、ホルモン産生腫瘍（カルチノイド、VIPoma、甲状腺髄様癌、肥満細胞腫、ガストリノーマ、大腸絨毛腺腫、Addison 病、先天性の電解質吸収不全）
2）浸透圧性下痢	浸透圧下剤（Mg^{2+}、PO_4^{3-}、SO_4^{2-}）、ラクターゼおよび他の二糖類分解酵素欠損、非吸収性の炭水化物（ソルビトール、ラクツロース、ポリエチレングリコール）の服用
3）脂肪性下痢	腸管内吸収不良（膵外分泌不全、細菌の過剰増殖、肝疾患）、粘膜吸収不良（セリアックスプルー、Whipple 病、感染症、無βリポ蛋白血症、虚血）、粘膜吸収後の閉塞（リンパ管閉塞）
4）炎症性疾患による下痢	炎症性腸疾患（クローン病、潰瘍性大腸炎）、顕微鏡的腸炎、collagenous colitis、免疫関連粘膜疾患（HIV 等の免疫不全、食物アレルギー、好酸球性腸炎、GVHD）
5）消化管運動機能異常に伴う下痢	過敏性腸症候群、内臓ニューロパチー、甲状腺機能亢進症、薬物
6）その他	感染性（浸潤性の細菌、ウイルス、寄生虫）、放射線性腸炎、虚血性腸炎、アミロイドーシス、胃腸悪性腫瘍、詐病（Munchausen 症候群、過食症）

解 説

　下痢の定義は異常に水分の多い液状の便や形のない便が頻度を増して排出されることであるとされており、1日200ｇを超える便がある場合には下痢と考える。排便の回数が増加したのみでは直ちに下痢とはいえない。糞便の性状からみると普通便では通常70～80％の水分を含んでいるが、水分量が80％以上になると泥状便（水分量80～90％）や水様便（90％以上）の状態になり総称して下痢と呼んでいる。下痢便の性状からは、水様便、粘液便、粘血便（粘血膿便を含む）および脂肪便に分けられる（表2）。持続期間が2週間以内なら急性、2～4週間なら持続性、4週間を超える場合には慢性と定義される。

　急性下痢症では約90％が感染性によるもので、残りは薬物、中毒、虚血、その他の原因により起こり、原因が取り除かれることにより一過性の発症で治癒する。急性下痢症では血便を伴わない限り大腸の検査は必要なく、施行する場合でもS状結腸鏡など前処置なしで行える簡易な方法がとられる。

　慢性の下痢は、その発生機序により、分泌性、浸透圧性、脂肪性、炎症性（滲出性）および消化管運動機能異常などによるものに分けられる（表3）。便の性状は、分泌性、浸透圧性、脂肪性および消化管運動機能異常によるものでは、糞便内に血液や白血球などをみることはない。炎症性のものおよび感染性のものは糞便内に血液や白血球を認め、粘液便、粘血便の形をとる

ことが多い。放射性腸炎、虚血性腸炎および腫瘍では、血便や血性下痢をみることが多い。慢性下痢では、便の検査（原虫、虫卵、脂肪滴、白血球、細菌培養など）とともに小腸・大腸などの消化管検査（大腸内視鏡検査、注腸X線検査、小腸検査など）が必要となることが多い。

3 便秘

要点

①便秘とは、健常時に比べて排便回数が減少あるいは排便量が減少することにより不快感を伴うことをいう。
②便秘には一時的なものと慢性持続性のものがある。

解説

多くの人は通常少なくとも週に3回は排便するが、便秘とはこの排便回数が減少した状態や排便量が減少したことにより不快感を伴うことであり、排便回数のみにて便秘であるとは診断できない。便秘には、排便頻度は毎日あっても排便時に過度の怒責が必要な場合、便が硬いこと、下腹部膨満感、排便後の残便感などの主観的な症状を含む。硬くてコロコロした便は通過の遅い場合にみられ、ゆるい水様の便は腸管内での通過が早い場合にみられる。コロコロした便は排泄に困難が伴う。

便秘の原因としては、腸管や管腔内臓器の器質的異常、内分泌・代謝異常などの全身疾患、薬剤、腸管の運動機能異常の4つがあり、器質的便秘の多くは、消化管の狭窄や閉塞による通過障害で外科的な治療を要する場合が多い。便秘症の多くの原因は機能性便秘であり、単純性便秘と痙攣性便秘に大別することができる。単純性便秘とは、大腸の運動機能の低下による弛緩性便秘や排便反射の減退による直腸性便秘で、痙攣性便秘は副交感神経の過剰反応・緊張過多による蠕動運動の亢進によって起こる。便秘には一過性の便秘もあれば慢性持続性の便秘も存在し、慢性持続型の便秘にはその原因となる何らかの要因を有する便秘と明らかな要因を伴わない便秘が存在する。弛緩性便秘の要因として消化吸収が容易で残渣を残さない食物摂取によるものや、運動不足によるもの、排便を抑制する習慣、腹壁圧の減退などがある。痙攣性便秘では、調和がとれない腸管の過敏な運動亢進により分節運動が過剰になり糞便が分割排便され、過敏性腸症候群の人に多くみられる。便秘を生じる薬剤としては、制酸剤、抗コリン薬、鎮痛薬、麻薬、抗うつ薬、抗不安薬、向神経薬、パーキンソン病治療薬、利尿薬、節遮断薬、気管支拡張薬、カルシウム拮抗薬、血圧降下薬、筋弛緩薬などがある。

腸管腔の狭窄に伴う便の通過障害によるものは、症状は突発的あるいは進行性で、便柱狭窄、腹部膨満感、腹痛、悪心、嘔吐などの症状を呈する。腸管狭窄の原因としては、大腸癌などの腫瘍性疾患、腸重積、炎症性疾患、腸捻転、腸閉塞などがある。

その他の慢性的便秘の原因として、ほかに、偽性腸閉塞、妊娠、うつ病、摂食障害、パーキンソン症候群、多発性硬化症、脊髄損傷、進行性全身性硬化症、糖尿病などがある。

表 4. 出血症状

性状	疾患
噴出性出血	術後吻合部出血、ポリペクトミー・EMR 後、急性出血性直腸潰瘍、血管腫、angiodysplasia、痔疾患
湧出性出血	憩室出血、血管腫、虚血性大腸炎、Henoch-Schönlein 紫斑病、宿便性潰瘍、痔疾患
滲出性出血	潰瘍性大腸炎、出血性大腸炎、潰瘍性大腸炎、アメーバー赤痢、放射線照射大腸炎、クローン病、ベーチェット病、腸結核、癌
血液付着	出血傾向、血友病、癌、ポリープ、子宮内膜症

(文献 2)より参考引用)

表 5. 過敏性腸症候群の Rome 診断基準

過敏性腸症候群の Rome 基準 II
前提:症状を説明するだけの器質的あるいは代謝的異常がないこと。 腹痛または腹部不快感が、過去 12 ヵ月中 12 週間(必ずしも連続ではない)以上あり、かつそれらの症状に下記の 2 項目以上の特徴がある。 　1・排便によって軽快する。 　2・排便回数の変化を伴う。 　3・便の外観変化を伴う。
過敏性腸症候群の診断支持事項
・排便回数の異常(定義:排便回数>3 回/1 日、排便回数<3 回/1 週) ・便性状の異常(兎糞/硬便または軟便/水様便) ・便排泄の異常(排便困難感、便意切迫、残便感) ・粘液の排出 ・腹満感、腹部膨満感

(文献 20)より参考引用)

4 その他

　血便、肛門出血(表 4)による出血症状には鮮血色の出血から黒色タール様までのさまざまな色調があり、出血状態においても噴出性の出血、湧出性の出血、滲出性の出血、便への血液付着などの状態がある。したがって便の色調、出血量、回数、下痢の有無、排便との因果関係などの把握は疾患の診断にとって重要であり、例えば下部大腸からの出血では多くの場合鮮血色を呈し、横行結腸より口側の消化管出血では暗赤色調である。また、痔では排便終了時に噴出状の鮮血色の出血がみられることが多い。このように各々の原因疾患によって便の性状・色調・形状に変化があるため、便や出血状態の観察は重要である。腸管運動の亢進や低下による機能(運動)異常では便秘、下痢、あるいは両者混合の症状がみられ、腹痛や腹部の膨満感などの症状を伴うことがあり、原因疾患として腸管狭窄、炎症性疾患、大腸憩室疾患、過敏性腸症候群などが挙げられる。

　過敏性腸症候群は排便時に腹痛あるいは腹部不快感を伴い、下痢・便秘あるいは交換性便通異常などの症状を有するが、腸管に器質性異常が認められない症候群を指す。腹痛あるいは腹部不快感は排便により軽快する。腸管運動異常および腸管運動に伴う内臓疼痛の過敏反応が長期間にわたり繰り返してみられ、便秘性の変化を認める。診断基準を表 5、6 に記す。

表 6. 過敏性腸症候群のサブクラス診断基準

過敏性腸症候群のサブクラス分類
1．排便回数が1週間に3回以下。 2．排便回数が1日3回以上。 3．硬便または兎糞状。 4．軟（粥状）便または水様便。 5．排便中に排便困難感がある。 6．便意切迫 7．残便感 8．排便に粘液が混じる。 9．腹部膨満感、ガス症状、腹部緊満感 　　　下痢型：2・4または6のうち1つ以上の症状が認められ、1・3または5の症状がない。 　　　　　　2・4または6のうち2つ以上の症状が認められ、1または5の症状がない。 　　　　　　（3の兎糞状または硬便は含まない） 　　　便秘型：1・3または5のうち1つ以上の症状が認められ、2・4または6の症状がない。 　　　　　　1・3または5のうち2つ以上の症状が認められ、2・4または6の症状がない。

III──下剤（浣腸・腸管洗浄剤を含む）

1．下剤の分類と作用（表7）

要　点

①下剤を大きく分類すると機械的下剤、刺激性下剤、自律神経作用薬、浣腸剤、その他に分けられる。
②機械的下剤は、塩類下剤と膨張性下剤、浸潤性下剤および糖類下剤に分けられる。
③刺激性下剤には、大腸刺激性下剤と小腸刺激性下剤がある。
④自律神経作用薬には、副交感神経刺激薬、交感神経遮断薬ならびに副交感神経遮断薬がある。

解　説

　下剤は腸の運動機能の異常を調整して腸の内容物を排泄させ、または腸管内の内容物を軟化して排泄を容易にさせる薬剤である。下剤には作用の強いものから弱いものまであり、作用の強いものから順に峻下剤、緩下剤、軟下剤に分けられる。下剤をその作用機序から分類すると機械的下剤、刺激性下剤、自律神経作用薬、浣腸剤、その他に分類され、機械的下剤はさらに塩類下剤、膨脹性下剤、浸潤性下剤、糖類下剤に分類される。刺激性下剤は大腸刺激性下剤と小腸刺激性下剤に分類され、大腸刺激性下剤はさらに、アントラキノン系誘導体とジフェノール誘導体およびその他のものに細分類される。自律神経作用薬として副交感神経刺激薬、交感神経遮断薬、副交感神経遮断薬およびアウエルバッハ神経叢興奮性のものがある。

　一般的な下剤投与に対する禁忌事項は、急性腹症への投与や器質的便秘、腸狭窄に対する投

表 7. 主な下剤とその種類

作用分類			薬剤	用法	効果発現時間
機械的下剤	塩類下剤		硫酸マグネシウム末	1回 5〜15 g を多量の水とともに服用する。	等張または低張液（1〜2 時間）
			乾燥硫酸ナトリウム	1回 5〜10 g を 3〜5％溶液として服用する。	10〜20％高張液（8〜10 時間）
			マグコロール P	1回 27〜34 g を検査開始 10〜15 時間前に服用	
			酸化マグネシウム	1日 2 g を 3 回に分け服用、または就寝前に 1 回服用	
			人工カルルス塩	1回 5 g を 1 日 3 回	
			ニフレック®	1袋を 2 l とし 2〜4 l を 1 l/h で飲用する	
	膨張性下剤		CMC（バルコーゼ®）	1.5〜6 g/日（3 回に分け多量の水と共に服用する。）	10〜24 時間
			寒天	1日 4〜15 g	
	浸潤性下剤		DDS（バルコゾル®）	1回 5〜6 個終身前、多量の水で服用する。	8〜12 時間
	糖類下剤		モニラック®	1日 19.5〜39 g を朝夕 2 回服用	
刺激性下剤	大腸刺激性下剤	アントラキノン系誘導体	プルセニド®	1回 12〜24 mg 就寝前	8〜12 時間
			センナ	1回 80 mg 就寝前	
			大黄	1回 0.5〜1 g で 1 日 1〜3 g	
		ジフェノール誘導体	ラキソベロン®	大腸の検査 10〜15 時間前に 150 mg	7〜12 時間
			テレミンソフト®	1回 10 mg 肛門内に挿入	5〜8 時間
		その他	レシカルボン®	1〜2 個肛門深く挿入	0.25〜0.5 時間
	小腸刺激性		ひまし油	15〜30 ml そのまま水に浮かべて頃用	2〜4 時間
			オリーブ油		
自律神経作用薬	副交感神経刺激薬		ワゴスチグミン®	1回 5〜15 mg で 1 日 1〜3 回	
			アクチナミン®	1日 20〜60 mg で 1 日 2〜3 回服用	
			ベサコリン®	1日 30〜50 mg で 3〜4 回分	
			ウブレチド®	1回 5〜20 mg を 1 日 1〜4 回分服	10〜20 分
			パントシン®	1日 300〜600 mg を 1 日 3 回に分服	
	交感神経遮断薬		イミダリン®		
	副交感神経遮断薬		トランコロン®	1回 15 mg を 1 日 3 回	10〜20 分
			イリコロン M®	1回 2 錠を 1 日 3 回	10〜20 分
浣腸剤			グリセリン	1回 10〜150 ml 直腸内に注入	直後
			薬用石鹸	浣腸 3〜5 g を温湯 300〜500 ml に溶解して用いる。	
その他			アポビス®	1回 25〜50 mg を 1 日 3 回	
			プロスタモン F®	1日 1,000〜2,000 μg、1 日 2 回を静注にて 10〜20 μg/分	15〜20 分
			ノイビタ®	ビタミン B₁	

（文献 22），23）を参照改変）

与であり、そのほか作用機序別にて禁忌事項があるため注意する必要がある。同一薬剤の長期間の連用は習慣性を生じるため、作用機序の異なる薬剤を併用するか、または種類を変更して投与する。一部の下剤(センナ、センノシド、フェノバリン、ピコスルファート)には固定薬疹(薬剤摂取において同一部位に紅斑、水泡を繰り返し、粘膜皮膚移行部にしばしば発症する)を発症するものがある。

1 刺激性下剤

要点

① 刺激性下剤には大腸刺激性と小腸刺激性がある。
② 腸刺激性下剤は、アントラキノン系誘導体、ジフェノール誘導体、その他に分類できる。
③ 小腸刺激性下剤としてはヒマシ油やオリーブ油がある。

解説

刺激性下剤は大腸刺激性下剤と小腸刺激性下剤に分類でき、大腸刺激性下剤はさらにアントラキノン系誘導体、ジフェノール誘導体、その他に分類できる。アントラキノン系誘導体の有効成分はセンナ、大黄、アロエなどの生薬に含まれ胆汁で加水分解された後、小腸より吸収されて血行性または直接大腸粘膜を刺激する。ジフェノール誘導体のラキソベロン® は、腸内細菌叢由来のアリルスルファターゼによって発生したジフェノール体が大腸粘膜を刺激することによって作用し、習慣性を有しない。そのほかにもテレミンソフト® やレシカルボン® なども大腸刺激性下剤に属しており、レシカルボン坐剤® は腸内でCO_2を発生して胃腸運動を亢進させる。これらの薬剤は消化管検査の前処置薬として用いられている。

小腸刺激性下剤としてはヒマシ油やオリーブ油が挙げられ、ヒマシ油はリパーゼによってリシノール酸とグリセリンに分解され、リシノール酸は小腸粘膜を刺激し、一方のグリセリンは粘膜作用を有しており2～4時間で排便効果が現れ、手術や検査の前処置など早急な排泄排便を目的とする場合に使用される。

2 塩類下剤

要点

① 塩類下剤には硫酸マグネシウム、酸化マグネシウム、マグラックス®、乾燥硫酸ナトリウム、人工カルルス塩などがある。
② 大腸検査の前処置剤として多く用いられる塩類下剤は、マグコロールP® やポリエチレングリコール電解質液である。

解　説

　機械的下剤の1種である塩類下剤とは、水に溶けやすく腸管にて吸収され難いアルカリ金属塩類を主成分としており、経口投与によって用いられる下剤である。塩類下剤溶液の有する浸透圧は腸内容中の水分吸収を妨げ、腸内容物の流動性を保ちながら腸蠕動を亢進して液状の便を排便させる効果がある。非吸収性の塩類は腸管内容物が体液と等張になるまで水分を移行するため、腸管内容物は軟化増大し、その刺激によって排便効果が現れ、大量の水分を服用することで等張になりやすくその効果は増大する。

　大腸検査の前処置剤として適しているクエン酸マグネシウム（マグコロールP®）は硫酸マグネシウムと同様の薬理作用を有し、硫酸マグネシウムより服用しやすく、溶液の浸透圧を調節することにより検査の目的や方法に応じた前処置が可能である。注腸X線検査や大腸内視鏡検査の前処置を前日に行う場合、マグコロールP®を高張液[25]に調整して投与することで、翌日には検査を直ちに実施することが可能である。大腸内視鏡検査の当日に前処置を行う場合には検査開始4時間前に等張液として調整し投与する方法[26)-28)]も用いられている。高張液として使用する場合はマグコロールP®　50g（クエン酸マグネシウム含有量34g）を水に溶かして全量を180mlとして用い、等張液として使用する場合はマグコロールP®　100gを水に溶かして全量1,800mlとして用いる。

　1980年にDavis[28)]らが硫酸ナトリウムとポリエチレングリコールを主成分とする等張電解質液のポリエチレングリコール電解質経口腸管洗浄液（Golytely®液）を考案し用いられるようになり、現在に至っているが、この方法は大量に服用しても浸透圧比がほぼ1に等しく、洗浄液は腸管から吸収されず腸液の分泌を刺激することもない。このため体液への影響も極めて少なく大腸検査の前処置としては極めて有効な前処置方法である。

3 膨脹性下剤

要　点

①腸内容物を膨張させ排便を促す薬剤である。
②CMC（バルコーゼ®）、寒天がある。

解　説

　多量の水分で腸内容物を膨張せしめ排便を促す薬剤で、弛緩性便秘に有効である。高齢者や痔疾患患者にも使用が可能で習慣性はない。緩徐的に作用するため他薬と併用されることが多い。しかし、膨脹性下剤は妊婦に対して流早産を起こす危険があるため妊婦への使用は慎重投与を要す。また、膨張性下剤は腸内容物を膨張させる作用を有することから狭窄性腸疾患の患者には使用禁忌である。膨張性下剤にはCMC（バルコーゼ®）や寒天などがあり、効果発現時間はおよそ10〜24時間である。

　中性条件下で水分を吸収し膨張・ゲル化し便の水分バランスをコントロールする合成高分子化合物として、ポリカルボフィルカルシウム（コロネル®、ポリフル®）がある。この薬剤は、

過敏性腸症候群治療薬として下痢・便秘などの便通異常および消化器症状を改善する。

4 浸潤性下剤

要点

① 界面活性剤の一種で、糞便の表面張力を低下させ排便を促す。
② 硫酸パラフィンや DSS（バルコゾル®）がある。

解説

　界面活性剤の一種で、糞便の表面張力を低下させることによって軟化膨張し排便を促す下剤である。単剤にて効果は十分に得られるが、刺激性下剤と併用して用いることが多い。浸潤性下剤には硫酸パラフィンと DSS（バルコゾル®）などがあるが、硫酸パラフィンは腹圧の上昇を抑えたまま排便が促進されるため、脳血管障害や心血管障害の患者にも使用でき、消化管憩室やヘルニアの既往症例にも適応可能である。但し、脂肪性ビタミンの吸収障害をきたすため注意を要す。効果発現時間はおよそ 8～12 時間後である。

5 その他の下剤

要点

① 自律神経作用薬は神経系に作用し、腸管運動の改善により便通をよくする。
② 糖類下剤と呼ばれるものは、浸透圧作用で効果が発現する。

解説

　自律神経作用薬として弛緩性便秘には副交感神経刺激薬のワゴスチグミン®やパントシン®が用いられ、痙攣性便秘にはトランコロン®やイリコロン®、チアトン®などの副交感神経遮断薬が用いられる。そのほかメントール湿布薬も刺激となって排便を促し、グリセリンなどの浣腸剤も下剤として含まれる。これらの薬剤は、その効果発現時間が短く、浣腸剤などは使用直後に効果が発現し、自律神経作用薬は 10～20 分程度で効果が現れてくる。セロトニン受容体作動薬であるモサプリド（ガスモチン®）、オピアト作動薬マイレン酸トリプチン（セレキノン®）、ドパミン受容体拮抗薬メトクロプラミド（プリンペラン®）、ドンペリドン（ナウゼリン®）、イトプリド（ガナトン®）などの運動機能改善薬がある。

　近年では使用されていないが X 線造影時に用いられたソルビトール®は糖類下剤に位置し、服用して大腸に達すると浸透圧作用でその効果が発現する。モニラック®、ラクツロース®などの糖類下剤の機序として腸内分解で発生した有機酸によって腸蠕動が促進され排便を促す効果が得られる。

2．下剤の効果的な使用方法と使用上の注意(表8)

要　点

①同一薬剤の連用は常習性を生ずるため、種類を変更するか作用機序の異なるものを併用する。
②高齢者や長期臥床者などの弛緩性便秘には膨脹性下剤や刺激性下剤を使用する。
③痙攣性便秘には塩類下剤、膨脹性下剤、浸潤性下剤を用いる。

解　説

　下剤の効果的な服用法はそれぞれの薬剤の作用機序によって異なる。腸管内で水分を吸収し腸内容を膨張させ腸管運動の促進によって排便を促す膨脹性下剤は、作用が緩慢で習慣性がなく粘膜への刺激も少ないことなどから高齢者や長期臥床者にみられる弛緩性便秘に用いられ、一般的に多く処方される下剤である。その効果は2～3日連用することによって最大の効果が得られる。但し副作用として悪心、嘔吐、腹部膨満感、腹痛などがあり、禁忌事項として急性腹症や重症の硬結便、痙攣性便秘などがある。また、妊婦の場合、流早産を起こす危険があるため使用には十分なる注意を要し、腸管狭窄の恐れのある患者にはできる限り使用を避けた方がよい。一般的には全身衰弱、貧血患者、高齢者、腹部手術直後の患者には強力な下剤は使用しない。
　小腸刺激性下剤は服薬後2～4時間で効果が現れ、大腸刺激性下剤は8～10時間で効果が現れる。小腸粘膜を刺激して反射的に腸蠕動を促進させる小腸刺激性下剤は、消化管検査および手術時における腸内容物排除のためなど特殊検査時に用いられている。副作用としては悪心、嘔吐、腹痛、過敏症などがあり、禁忌事項は急性腹症、重症の硬結便、痙攣性便秘などである。

表8．下剤の選択基準

症状の種類	下剤の作用	代表的薬剤
軽度便秘症	塩類下剤	酸化マグネシウムなど
	膨脹性下剤	CMCなど
	大腸刺激性下剤	センノサイド®・ラキソベロン®・プルセニド®など
慢性便秘	大腸刺激性下剤	センノサイド®・ラキソベロン®・プルセニド®など
高齢者・長期臥床性の便秘	大腸刺激性下剤	大黄・ラキソベロン®など
	浣腸	グリセリン・薬用石鹸水
	その他	レシカルボン坐薬®
	温湿布	ペパーミントオイル
食中毒・検査前処置・術前処置	小腸刺激性下剤	ヒマシ油など
	塩類下剤	ニフレック®・マグコロールP®など
	大腸刺激性下剤	ラキソベロン®
造影剤服用後の排泄補助	糖類下剤	ソルビトール®
	大腸刺激性下剤	センノサイド®・ラキソベロン®・プルセニド®など

(文献30)より)

また、虫垂炎患者や妊婦、高齢者、全身衰弱者、痔核患者などには使用を避ける必要があり、連用すると栄養吸収が低下することがあるので注意を要す。大腸を刺激して蠕動運動を促進させ排便を促す大腸刺激性下剤は、そのほとんどが便秘症の薬剤として用いられている。ジフェノール誘導体であるラキソベロン®は、各種便秘症以外にも術後の排便補助や造影剤投与後の排便促進を目的とした場合に用いられ、そのほかにも大腸検査の前処置として腸内容物の排除を目的に用いられている。禁忌事項には急性腹症が挙げられ、副作用は腹痛、悪心、嘔吐、腹部膨満感、肝機能異常、過敏症などである。大腸刺激性下剤には、そのほかにもセンナや大黄を主成分とするものなどがあり、消化管造影検査後の排便促進を目的として用いられている。しかし、大腸刺激性下剤は骨盤内充血をきたすため痔核を有する患者や骨盤内臓器の炎症を有する患者、月経時、妊娠時の使用には禁忌事項の対象となる。

　糞便の表面張力を低下させ、腸内容物を膨張せしめ軟化させて排便を促す浸潤性下剤は、通常、単独使用では効果が弱いため大腸刺激性下剤と併用することが多い。浸潤性下剤は便秘症のほか腹部臓器の検査(CT、US)や手術前後の腸内容物の排除を目的として用いられることもあり、急性腹症や重症の硬結便には禁忌である。

　塩類下剤であるGolytely®液は経口腸管洗浄薬として特に優れた排泄排便効果が得られ、大腸内視鏡検査や大腸手術時の前処置として多く用いられている。Golytely®液の場合、重篤な副作用としてショック、アナフィラキシー様症候群、腸管穿孔、低Na血症などがあり、そのほかにも副作用として過敏症、嘔吐、嘔気、悪心、胸痛、頭痛、発熱、血糖値上昇、尿酸値上昇、低血糖、肝機能障害、尿蛋白異常、白血球数の異常などがある。禁忌事項は胃腸管閉塞症、腸管穿孔、中毒性巨大結腸症などである。一方、マグコロールP®も大腸検査の前処置に多く用いられ、副作用として腹痛、悪心、嘔吐、熱感などがあるが重篤なる副作用は少ない。禁忌疾患は急性腹症のほか腎障害、重症の硬結便である。

IV ── ●食事と前処置

1．大腸検査の前処置に伴う食事制限と検査食

要　点

① Brown変法の食事制限は、低繊維食、低脂肪、十分な水分摂取の3点からなる。
② 経口腸管洗浄法では、原則的には食事制限はないが、繊維、種などは避けた方がよい。
③ 便秘症の場合には、数日前から便通をよくする緩下剤、食事を考慮する必要がある。
④ 検査食は、多くのものが発売されており便利である。

⑤検査前の食事として注意すること
- 大腸内視鏡検査の前日には繊維および種を多く含んだものは避ける…野菜類(ねぎ、キャベツ、ほうれん草、にんじん、ごぼう、など)、海藻類(わかめ、昆布、など)、豆類、種や果物(キウイ、スイカ、みかん、など)。
- 便秘傾向が強い場合には、検査食をとることが勧められる。
- 問題点として水分・カロリーの摂取不足。

解説

大腸検査では腸管内に便残渣が残らないように前処置を行う必要がある。便残渣の残存は検査に支障をきたすばかりでなく検査精度そのものにも影響を与え、ひいては病変の見逃しに直結するからである。特に検査前日の食事は前処置にとって重要なポイントであり、食事に対する制限が必要となる。しかし、被検者にとっては肉体的な苦痛だけではなく精神的なストレスも生じるため、できる限り日常の生活に近い食生活を送り、なおかつ腸管内に残渣が残らないようにしなければならない。便秘症である場合は、数日前から食事制限・下剤などの前処置を行う必要がある。

1961年にBrown[31]は、それまでとは異なった画期的な前処置法を考案した。その基本は低脂肪食・低繊維食に多量の水分補給を行い、塩類下剤と大腸刺激性下剤を投与する方法で、現在でもBrownの考案した方法に改良を加えたBrown変法が、注腸X線検査などで主な前処置法として用いられている。この方法はいずれにおいてもその基本を低脂肪食・低繊維食・多

表 9. 市販されている注腸X線検査の前処置に用いる検査食

商品名	朝食内容	昼食内容	間食内容	夕食内容	販売元
ボンコロン®	白粥・味噌汁・梅干	味噌粥・すまし汁・ふりかけ		ポタージュスープ・粉末清涼飲料	大塚製薬
エニマクリーン®	白粥・味噌汁・ふりかけ	味噌粥・すまし汁・ふりかけ	エネルギー飲料・ビスケット・キャンディー	ポタージュスープ	堀井薬品工業
ダルムスペースDX®	白粥・味噌汁・ふりかけ	玉子粥・すまし汁	うどん・ゼリー・ラスク・キャンディー	ポタージュスープ	カイゲン
ダルムスペースリッチⅡ®	和風粥・味噌汁	中華粥・すまし汁	クッキー・粉末飲料	ポタージュスープ	カイゲン
NEWサンケンクリン®	白粥・味噌汁・ふりかけ	紅鮭粥・吸い物	カルピス・粉末紅茶・クッキー・飴湯	ポタージュスープ	三和化学
NEWサンケンクリンCA®	白粥・味噌汁・ふりかけ	紅鮭粥・吸い物	カルピス・粉末紅茶・クッキー・飴湯	ポタージュスープ	三和化学
NEWサンケンクリンⅡ®		紅鮭粥・吸い物	カルピス・粉末紅茶・クッキー・飴湯	ポタージュスープ	三和化学
サンケンクリンMO®	白粥・味噌汁・ふりかけ	カロリーバー・紅茶・ゼリー	カルピス・クッキー・飴湯	ポタージュスープ	三和化学
インテスクリアー®	白粥・味噌汁・田舎煮・ふりかけ	コーンスープ・クッキー	飴	白粥・味噌汁・ふりかけ	日清キョーリン
コロノスーパー®	おつゆ	うどん・クラッカー	コンソメスープ・プリン・クリスブレッド	ポタージュスープ・キャンディー	テイコク
コロノクリーン3色セット®	白粥・味噌汁	玉子粥・味噌汁	粉末清涼飲料・クラッカー・チョコシロップ	ポタージュスープ	テイコク
コロノクリーン2色セット®		玉子粥・味噌汁	粉末清涼飲料・クラッカー・チョコシロップ	ポタージュスープ	テイコク

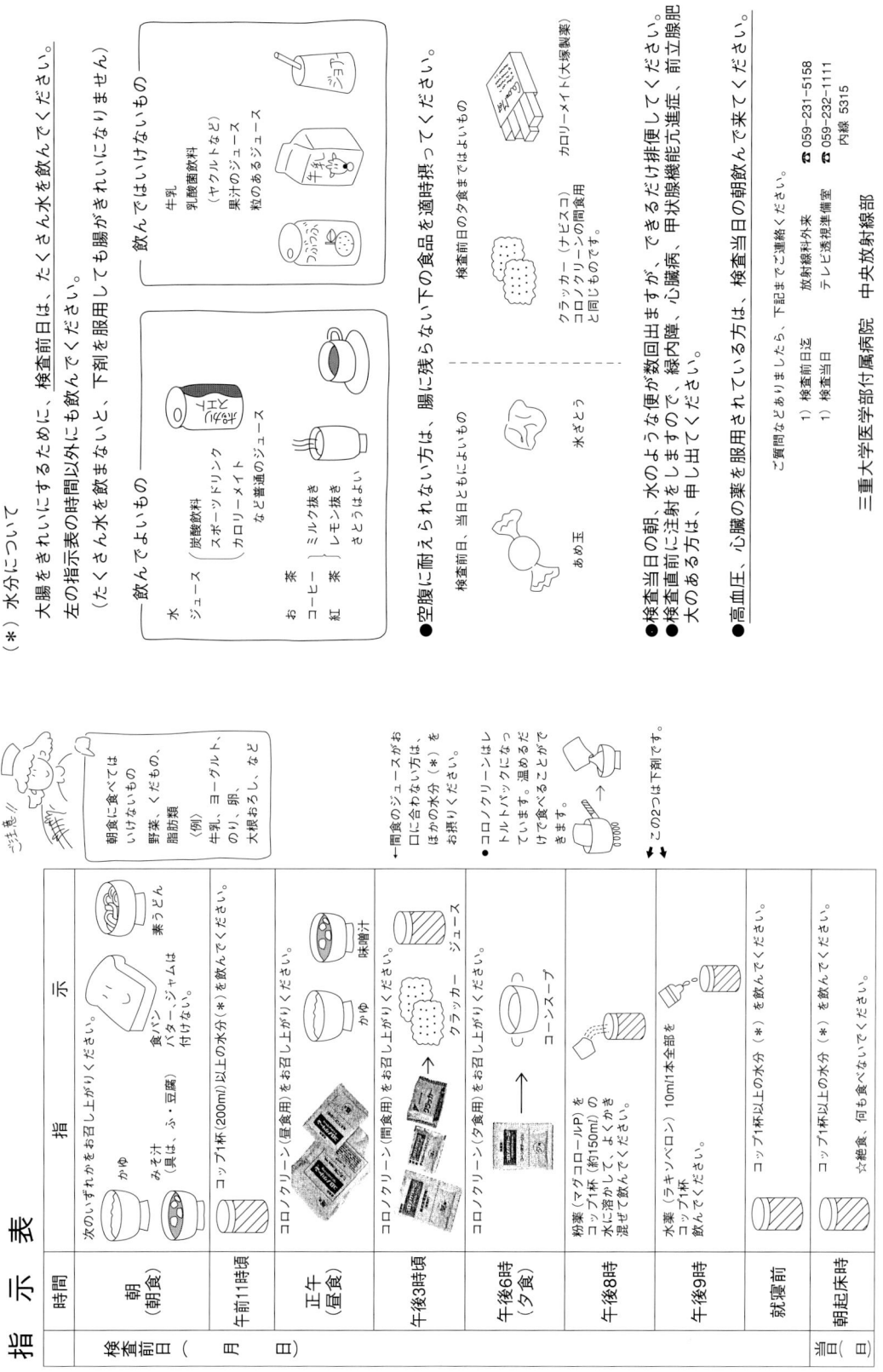

2. 大腸検査および前処置に必要な基礎的事項

図 14. 注腸 X 線検査受診者への説明文（三重大学附属病院提供）

検査前日

① 検査前日の朝食、昼食は、消化のよいものを食べてください（なお、食事内容は下記をご確認ください）。
② 夕食は、固形物の入っていない液状の食事［具の入っていないスープ、味噌汁など］とし、遅くとも午後7時までに済ませてください。
③ 3ページの［ニフレックの溶かし方］［ニフレックの服用の仕方］をよく読み夕食後より1時間後より、ニフレックを水道水に溶かして服用してください。
④ 通常、ニフレックを約1l服用した頃から液状の最初の排便があります。
⑤ その後、数回（5〜8回）にわたって淡黄色の透明な水のような便になれば、飲むのを終えてください。なお、残ったニフレックは洗面所、またはトイレに流してください。
⑥ 無色あるいは淡黄色の透明な水分（例えば、水、お茶など）以外は摂らないでください。
⑦ 以後、翌日の検査が終わるまで水分（例えば、水、お茶など）以外は摂らないでください。

検査前日の食事内容

○検査前日の朝食・昼食

朝食および昼食は、消化のよいものを食べてください（下表参照）。
油ものは消化が遅く、また繊維の多いものは大腸の中に残りやすいため、検査時間をきたすことがありますので控えてください。
なお、市販の検査食を食べて頂く場合もありますので、その場合は医師、看護師、薬剤師などの指示にしたがってください。

	食べて良いもの（量はひかえめに）	食べていけないもの
朝食・昼食	消化のよいものバターなどを塗っていないパン、うどん（ネギは食べない）、白米、お粥、刺身、白身魚、とりのササミ、豆腐、具の入っていないスープ、味噌汁（わかめは食べない）、お茶、ビスケット、ジュース、など	油ものや繊維を多く含んでいるもの野菜類（ネギ、キャベツ、ホウレン草、ニンジン、ごぼうな）、海藻類（わかめ、昆布など）、種や繊維のある果物類（みかん、キウイ、リンゴなど）

○検査前日の夕食

夕食は、固形物の入っていない液状の食事［具の入っていないスープ、味噌汁（わかめは食べない）など］としてください。
また、ニフレックを飲み始めてから排便が始まるまでの時間は、多くの場合、約4〜5時間かかります。夜遅くにニフレックを飲み始めると、睡眠時間が短くなり、寝不足になることがありますので、夕食は遅くとも、午後7時までには済ませてください。以後、翌日の内視鏡検査が終わるまで、水分（水、お茶など）以外は摂らないでください。

検査当日

朝食を摂らないで、来院してください。
ただし、水分（例えば、水、お茶など）は飲まれてもかまいません。

［ニフレックの溶かし方］

① ニフレックを全部（1袋）、2相当の容器（専用のニフレックボトルなど）に入れてください。
② 水道水を約半分（約1l）まで加え、十分振って溶液が無色透明になるまで完全に溶かしてください。
③ 水道水をさらに加えて、全量が2lになるようにしてから、ふたをして3〜4回振ってください。
④ お茶やジュースあるいはスポーツドリンクなどでニフレックを溶かさないでください。
⑤ 溶かした液に、ほかのもの（ジュース、砂糖など）を加えないでください。

［ニフレックの服用の仕方］

① ニフレックを溶かして液の入ったボトルを、振ってから約180mlをコップに移してください。
② 飲み始めのコップ1〜3杯目までは、コップ1杯（約180ml）につき15分以上かけて、ゆっくり飲んでください。
③ コップ1杯飲むごとに、次の症状がないか確認してから、次の1杯を飲んでください。顔が青ざめる、吐き気、腹痛、めまい、寒気、じんましん、息苦しさなど
④ 4杯目以降は、コップ1杯（約180ml）につき10分かけ、1時間にコップ6杯（約1l）を目安に飲んでください。なお、飲みづらい場合は、家事や軽い運動をしながら飲むと、飲みやすくなります。
⑤ 多くの場合、飲み始めてから1lを飲んだ頃に、最初の排便が起こります。排便が起こらない場合は、軽い運動をしてみてください。排便が起こらなくなることがあります。顔が青ざめる、吐き気、腹痛、めまい、寒気、じんましん、息苦しさなど、飲むのを中止し、医師の指示に従ってください。
⑥ 以後数回（約5〜8回）以上、排便回数には個人差があります）にわたって液状の排便がありますが、その排便に固形物の混じっていない、無色あるいは淡黄色の透明な水のような便になったら、ニフレックがまだ残っていてもトイレに流して構いません。（残ったニフレックは洗面所、またはトイレに流してください。）
⑦ 2l飲んでも排便が起こらない場合は、服用を中断し、医師の指示に従ってください。

飲んでいる途中に、顔が青ざめる、吐き気、腹痛、めまい、寒気、じんましん、息苦しさなどの症状が出たときは、飲むのをやめ、ニフレックを服用したことをおおびその症状を直ちに連絡し、医師の指示に従ってください。
また、飲み終えた後に、同じような症状が出た場合は、直ちに連絡し、医師の指示に従ってください。

図15. 大腸内視鏡検査における前日処置法の説明文（味の素ファルマ提供）

量の水分補給としており、現在ではレトルトパック化された検査食が多数販売されている(**表9**)。

経口腸管洗浄法を用いる前処置方法は、基本的には食事制限を行わず検査前日の食事を自由としているが、当然のことながら検査に際して便残渣を残さないことと、便通を良好にしておくことは副作用の軽減のためにも重要である。また、常備薬についても便通を抑制する薬剤があるため、検査に際しては医師などに十分相談しておく必要があり、被検者に対しては前処置および食事制限の重要性を十分理解してもらうことが必要で、説明用のパンフレットなどを用意しておく。図 14 は注腸 X 線検査の前処置時に用いている説明文の見本であり、図 15 は大腸内視鏡検査時に用いられる説明文である。

V ── 検査時の前投薬

1. 鎮痙剤（抗コリン剤）使用について[23)30)31)]

要点

① 消化管検査の前投薬として鎮痙剤が使用されている。
② 鎮痙剤使用の禁忌として、緑内障、前立腺肥大、重篤な心疾患・不整脈、麻痺性イレウス、薬剤過敏症などがあり、重篤な副作用としてショックがある。

解説

消化管検査においては、消化管運動が検査の障害を生じる場合があり、抑制する必要がある。消化管運動は平滑筋からなる筋層の動きにより生じ、自律神経支配である。消化器系は副交感神経の支配が交感神経より優位であり、平滑筋の収縮を抑制する薬剤を総称して鎮痙剤と呼ばれる。消化管検査の前投薬として多く用いられているのが、臭化ブチルスコポラミン（ブスコパン®）であり、その薬理作用は鎮痙作用、消化管運動抑制作用、胃液分泌抑制作用、膀胱内圧上昇抑制作用である。ブスコパン®などの鎮痙剤は副交感神経支配の神経節、および神経節後神経を遮断して消化管平滑筋の緊張を抑制する作用機序を有している。使用に際しての禁忌事項は出血性大腸炎、緑内障患者、前立腺肥大による排尿障害のある患者、重篤な心疾患を有する患者、麻痺性のイレウス患者などが挙げられ、細菌性の下痢患者への使用は原則禁忌としている。これは O 157 などの腸管出血性大腸菌や赤痢菌などの重篤な細菌性下痢の患者では症状の悪化や治療期間の延長をきたす恐れがあり、緑内障患者では眼内圧の上昇を招くためである。前立腺肥大症患者ではさらに排尿し難くなり、高齢者や心疾患患者では心拍数の増加による心負荷をきたすことがあり、麻痺性イレウス患者では消化管運動が抑制されるため、さらに症状

が悪化する恐れがある。高齢者の場合は前立腺肥大、心疾患などの既往歴を有することが多いため投与に際しては十分なる注意を要す。鎮痙剤の使用にあたっては過敏症の既往歴を確認し、既往が認められた場合は使用を避ける。使用法は1回10〜20 mgを皮下ないしは筋注、もしくは静注にて用いる。重篤なる副作用として、稀にショック症状を起こすことがあるため十分に注意して投与する必要がある。悪心、嘔吐、悪寒、皮膚蒼白、血圧低下などの症状が認められた場合は投与を中止し、直ちに救急処置を行う。副作用として口渇、視力の調節障害、悪心、嘔吐、排尿障害、頭痛、めまい、心悸亢進、発疹、顔面紅潮などある。

2．大腸検査に用いられる鎮痙作用を有するその他の薬剤（グルカゴン、ペパーミント、芍薬甘草湯）

要 点

①鎮痙剤使用禁忌の場合には、グルカゴンが用いられる。
②腸管蠕動抑制を目的に、ペパーミントや漢方薬の芍薬甘草湯（しゃくやくかんぞうとう）の使用が試みられている。

解 説

抗コリン剤の使用禁忌患者や慎重投与を有する被検者の場合、グルカゴンが用いられている。グルカゴンはグリコーゲンの分散および糖新生を促進させ血糖値を上昇させるとともに、消化管の運動を抑制して胃酸の分泌と膵液の分泌を抑制する。その効果持続時間は筋注用法において25分、静注用法において15〜20分とされている[35)36)]。グルカゴンの禁忌疾患としては、褐色細胞腫およびその疑いのある患者が挙げられ、過敏症の既往歴を有する患者においても使用は禁忌である。グルカゴンの使用に際しては、検査終了後の二次的な低血糖を予防するため、糖分を経口摂取することが望ましい。最近では、全大腸内視鏡検査でpeppermint oil溶液を腸管に直接局所散布し、その鎮痙作用を利用して消化管の蠕動を抑制し、検査の前投薬剤として用いる方法や、注腸X線検査時にバリウム造影剤にpeppermint oil溶液を混入し、その鎮痙作用を利用する方法[37)38)]が有用であると報告されている。また、芍薬甘草湯は独特の鎮痙作用を有することからその鎮痙作用を利用して、下部消化管検査の前投薬剤に用いる方法[39)-41)]も報告されている。

3．その他、大腸検査に用いられる薬剤

> **要　点**
>
> ①内視鏡検査では疼痛軽減を目的として麻薬、抗不安薬が使用されることがある。

解　説

　大腸内視鏡検査では稀に、検査中の被検者の疼痛を軽減させる目的で鎮痛薬(オピスタン®)や抗不安薬が用いられることがあり、抗不安薬として、ジアゼパム(セルシン®、ホリゾン®)、フルニトラゼパム(サイレース®、ロヒプノール®)、ハロペリドール(セレネース®)ミダゾラム(ドルミカム®)などが使用される。鎮痛薬には麻薬およびその類似物質や抗炎症性鎮痛剤,局所麻酔などがあり、大腸内視鏡検査では合成麻薬であるオピスタン®が用いられている。オピスタン®は鎮痛作用が弱いものの呼吸抑制や耽溺性なども弱く、即効性を有しており、また、平滑筋に対しても鎮痙作用を有していることから前投薬として用いられている。使用に際しては毒性、特異性を正確に判断することが重要で、検査のための単発使用であるが耽溺性や習慣性についても注意する必要がある。禁忌事項としては重篤な呼吸抑制、重篤な肝障害、過敏症、慢性肺疾患に続発する心不全、痙攣状態などがあり、副作用にはめまいや口渇などが挙げられる。抗不安薬には疼痛緊張の軽減作用や不安・緊張の軽減、鎮静・睡眠導入作用、筋弛緩作用などがあり、副作用として精神運動機能の低下や呼吸抑制、血圧低下、動悸、浮腫などがみられるため、投与に際しては細心の注意を払う必要がある。

（西川　孝、海老根精二）

文　献

1) 大腸癌研究会(編)：大腸癌取扱い規約．第6版，第4刷，pp.1-29，金原出版，東京，2001．
2) 江原　功，吉村　平：大腸X線検査．第1版，第1刷，医療科学社，東京，1993．
3) 厚生省老人保健福祉部老人保健課(監修)：大腸がん検診マニュアル．第1版，第2刷，日本醫事新報，東京，1992．
4) 消化器外科：手術アトラス．標準術式のすべて，第11巻，No 7，pp.139-154，へるす出版，東京，1988．
5) 大澤　忠，平敷淳子，古瀬　信，ほか：新臨床X線診断学．第2版，第1刷，pp.308-309，医学書院，東京，1990．
6) 日本内科学会(編)：内科學用語集．第4版，第1刷，医学書院，東京，1993．
7) 小林敏雄，柿下正雄，大場　覚：新X線解剖学．改第4版，第5刷，pp.63-67，金原出版，東京，1996．
8) 中村信美：大腸X線撮影法．第1版，第1刷，pp.2-10，メディカ出版，大阪，2001．
9) 一條　尚：臨床検査講座9．解剖・組織学，第2版，第2刷，医歯薬出版，東京，1977．
10) 牛木辰男：入門組織学．第1版，第4刷，pp.138-140，南江堂，東京，1992．
11) 藤田恒夫：入門人体解剖学．第4版，第1刷，南江堂，東京，1999．

12) 金森勇雄, 木村得次, 安田鋭介, ほか：腹部エコー教室. 初版, pp. 34-35, 医療科学社, 東京, 1995.
13) 高木　勇, 山田啓喜：解剖学実習書. 第1版, 第5刷, pp. 47-49, 中部日本教育分化会, 名古屋, 1997.
14) 中野昭一, 白石武昌, 栗原　敏：生理学. 新臨床検査技師講座6, 第2版, 第5刷, 医学書院, 東京, 1991.
15) 今川珍彦, 渡辺　武：生理学. 臨床検査講座10, 第2版, 第1刷, 医歯薬出版, 東京, 1977.
16) 日本医師会：生体・機能検査のABC. 生涯教育シリーズ47, 第120巻, No 8, pp. 164-166, 日本医師会雑誌, 1998.
17) Glenda J. Bryan(編著), 中村　實(監訳)：図解骨格X線解剖学. 初版, pp. 93-98, マグブロス出版, 東京, 1984.
18) 山本敏行, 鈴木泰三, 田崎京二：新しい解剖生理学. 第10版, 第1刷, 南江堂, 東京, 1999.
19) 吉川春寿：栄養生理・生化学. 第9版, 光生館, 東京, 1979.
20) Thompson WG, Creed FH, Drossman DA, et al：Functional bowel disorders and functional abdominal pain. Gastroenterol Int. 5：75-91, 1992
21) 多賀須幸男, 尾形悦郎, 山口　徹, ほか：今日の治療指針. 43巻, 第1刷, 医学書院, 東京, 2002.
22) 第13改正日本薬局方解説書. 廣川書店, 東京, 1996.
23) 水島　裕：今日の治療薬. 南江堂, 東京, 2002.
24) 医学大辞典. 第17版, 第3刷, 南山堂, 東京, 1992.
25) 梁　承茂, 高木直行, 早川尚男, ほか：マグコロールPの臨床使用経験；大腸検査の前処置. 新薬と臨床 37(10)：149-152, 1988.
26) 桜井俊弘, 宗　祐人, 八尾恒良, ほか：マグコロールP等張液による経口腸管洗浄法の評価. 新薬と臨床, 臨床と新薬 72(10)：213-220, 1995.
27) 中村孝司, 屋嘉比康治, 黒沢　進, ほか：MP-G(クエン酸マグネシウム製剤)等張液を用いた大腸内視鏡検査前処置法の評価. 新薬と臨床 45(3)：255-270, 1996.
28) 遠藤　徹, 安彦隆一, 佐藤孝司, ほか：等張液を用いた大腸内視鏡前処置法の比較. 新薬と臨床 50(4)：41-50, 2001.
29) Davis GR, Santa Ana CR, Morawski SG, et al：Development of a lavage solution associated with minimal water andelectrolyte absorption or serection. Gastroenterology 78：991-995, 1980
30) 薬局：病気とくすり. 第40巻, 第1号, 南山堂, 東京, 1989.
31) 薬局：病気とくすりの説明ガイド. 第54巻, 増刊号, 南山堂, 東京, 2003.
32) Brown GR：A new approach to colon preparation for barium enema. Univ Michigan Med Bull 27：225-230, 1961.
33) 林　繁和, 中村常哉, 栗田恭光, ほか：消化管運動調律剤および経腸栄養剤を用いた大腸検査前処置法の検討(第2報). Therapeutic Research. Vol 8, No. 9, 大腸検査法研究会, pp. 181-186, 1988.
34) 林　繁和, 江崎正則, 小島洋二, ほか：大腸検査の前処置としての半消化態栄養剤(クリニミール)の使用経験. 新薬と臨床 34(10)：1911-1916, 1985.
35) 野本　宏, 加藤富三, 鈴木振一郎, ほか：消化管薬理X線検査法へのグルカゴンの応用. 臨床と研究 58(2)：630-636, 1981.
36) 浜辺　順, 斎藤良太郎, 垂井清一郎：消化管X線検査とグルカゴン. 最新医学 36(12)：2428-2434, 1981.
37) 浅尾高行, 中村純一, 桑野博行, ほか：大腸内視鏡検査時の鎮痙剤としてのpeppermint oilの腸管内局所投与の有用性；胃と腸ノート. 胃と腸 35(9)：1201-1202, 2000.
38) 広瀬朝子, 五島知郎, 浅尾高行, ほか：注腸検査の苦痛軽減に関しての方法. 日本大腸検査学会誌 18(1)：266-268, 2001.
39) 新井　信, 佐藤　弘, 代田文彦：芍薬甘草湯を用いた大腸内視鏡検査時の苦痛除去の検討. 日本東洋医学雑誌 44(3)：123-128, 1994.
40) 今里　真, 甲斐俊吉, 池島　豊, ほか：注腸前処置における芍薬甘草湯の使用効果. 漢方医学 22(3)：19-25, 1998.
41) 西川　孝, 吉村　平, 秋山俊夫, ほか：注腸X線検査における蠕動運動抑制を目的としたPeppermint混入法と芍薬甘草湯経口投与法の検討. 日本消化器集団検診学会雑誌 41(2)：170-176, 2003.

3 全大腸内視鏡検査における前処置

（1）大腸内視鏡のためのポリエチレングリコール経口洗腸法

I ── 大腸内視鏡のための洗腸法の歴史と問題点

> **要　点**
>
> ① whole gut irrigation：6〜12 *l* と極めて大量の飲用量と溢水
> ② マンニトール液飲用：脱水とメタンガス発生
> ③ ヒマシ油：不十分な前処置と高圧浣腸の併用
> ④ Brown 変法：前日からの食事制限とスコープの滑りの悪さ

　大腸内視鏡においては、洗腸の良否がスコープ操作および病変の診断に大きな影響を及ぼすことは論を俟たない。洗腸効果が良好であることは、大腸内視鏡の洗腸法が備えるべき最も重要な条件であるが、洗腸効果と並んで重要であるのが、被検者の受容性ならびに安全性、処置の過程における簡便性などの施行特性である。大腸内視鏡の際被検者が感じる苦痛として、未熟なスコープ操作による痛みのみが取り上げられる場合がほとんどであるが、検査前の洗腸の過程において被検者の感じる苦痛も、それに劣らず大きいのが実状である。すなわち、検査システムとしての大腸内視鏡が被検者に及ぼす侵襲をなるべく小さくするためには、まず洗腸による被検者の苦痛を小さくすることが第一歩となる。

　内視鏡と並ぶ大腸精密検査法である注腸X線の洗腸法としては、1961年にBrownが発表した、高圧浣腸を行わないで低残渣食、塩類下剤および大量の水分摂取にて腸管を洗浄する方法[1]（以下 Brown 法）が、さまざまの改良を受けながらも、現在に至るまで標準的な方法として広く実施されている。1970年代から一般化し始めた大腸内視鏡については、欧米では、大量の生理食塩水やリンゲル液などの電解質液[2〜4]や、等張、高浸透圧のマンニトール液[5]を短時間に飲用させ洗腸する、もともと開腹手術のために開発された方法（whole gut irrigation）が、1970年代を通じて洗腸法の主流であった。一方わが国においては、ヒマシ油＋高圧浣腸[6]、もしくは後に詳述する Brown 法に高圧浣腸を併用する方法（以下 Brown 変法）など、従来からの注腸X線の洗腸法もしくは若干の改良を加えた方法が、1980年代まで大腸内視鏡の洗腸法として広く用いられていた。しかしこれらの洗腸法は、いずれもこれから述べるようなさまざまな問題点があり、より理想に近い方法の出現が待たれていた。

　まず欧米流の whole gut irrigation については、4〜6時間で洗腸が完了するので、前処置

と検査が同じ日に実施できるという大きな長所があるが、電解質液の場合6〜12 l と極めて大量を飲用させる必要があり、被検者の受容性と安全性に大きな問題を抱えていた。すなわち、これだけ大量の液体を経口的に摂取するのは極めて困難であるので、鼻腔などから経管的に投与する必要があり、被検者に大きな苦痛を強いる結果となった。さらに大量の水分吸収によって、循環血液量が増加して溢水に陥り循環不全を惹起する危険があるため、利尿剤を投与して強制的に排尿させる必要があった。

マンニトール液を飲用させる方法については、電解質液に比べてはるかに量は少なくて済むものの、マンニトール液が高浸透圧なので電解質液の場合とは逆に脱水が起こり、点滴にて補正する必要があった。またマンニトールが腸内細菌によって分解されてメタンガスが発生し、高周波による polypectomy の際腸管内でガス爆発を起こし、腸管が破裂するという事故が発生したこともあった[7]。

わが国において、当初一部の施設で行われたヒマシ油を飲ませて排便させる方法は、大量の微温湯(1 l 程度)による高圧浣腸を併用しても、洗腸効果は不十分なことが多かった。また何よりも、高圧浣腸に伴う被検者の精神的、肉体的負担が大きく、理想の方法にはほど遠いものであった。

われわれが1986年まで実施していた Brown 変法は、洗腸効果は割合に良好であったが、被検者の受容性に大いに問題があった。まず準備に数日を必要とし、しかも検査の前日には厳しい食事制限(低残渣食)を守らなければならないなど、多忙な現代人には極めて繁雑かつ負担の大きい方法であった(**表10**)。また大量の水分摂取による溢水とその後に引き続く下剤投与による脱水の結果、循環血液量の急激な変動が起こり、高齢者などでは心肺機能に悪影響を及ぼして、心不全や呼吸不全などの遠因となる恐れがあった。

われわれ検査を実施する側からみても、Brown 変法には大きな問題があった。Brown 法の特徴の1つに、前述のように塩類下剤の投与のよって脱水気味となり、大腸粘膜が乾燥状態になることが挙げられる。大腸粘膜が乾燥することによりバリウムの付着がよくなるので、この特性は注腸 X 線にはまことに都合がよいが、大腸内視鏡では粘膜が乾燥するとスコープが滑ら

表 10. Brown 変法

前々日	就寝前	緩下剤(プルセニド®)2Tをコップ1杯(200 ml)以上の水で飲用
検査前日	8:00	朝食:低残渣食
	12:00	昼食:低残渣食
	15:00	コップ3杯(600 ml)以上の水で飲用
	17:00	夕食:低残渣食
	19:00	コップ2杯(400 ml)以上の水で飲用
	21:00	クエン酸マグネシウム溶液(マグコロール®) 250 ml 飲用
	就寝前	緩下剤(プルセニド®)2Tをコップ2杯(400 ml)以上の水で飲用
検査当日	10:00	
	11:00	高圧浣腸(微温湯1,000 ml)
	12:00	高圧浣腸(微温湯1,000 ml)
	13:00	Simple total colonoscopy

かに進んで行かず、何らかの方法で水分を再補給する必要があった。そこで筆者の施設においては、検査開始直前に微温湯1 *l* による高圧浣腸を1ないし2回追加して実施していた。

II ─ Golytely法導入の経緯

要点

① Brown変法＋高圧浣腸：処理能力の限界
② Golytely法の導入：深部大腸の残渣の軽減、操作性と観察能の向上、食事制限と高圧浣腸不要、浸透圧・電解質異常の軽減。問題点として量の多さと味。

筆者が1983年4月に、社会保険三島病院から現在の亀田総合病院に移り大腸内視鏡を本格的に開始して以来、検査件数が年々鰻登りに増えていった(図16)。そして1986年に入ると、主に看護スタッフのマンパワーの問題にて高圧浣腸の処理能力が限界に達し、大腸内視鏡の件数を増やすことが事実上不可能になった。そこで高圧浣腸を実施する必要のない洗腸法を探していたところ、Davisらによって開発されたPolyetiren Glycol(PEG)を主成分とする非吸収性非分泌性の特殊組成電解質液(Golytely®、表11に組成を示す)[8]に巡り合った。当時東海大学大磯病院の上野文昭氏を中心とするグループが、Golytely法の有用性について度々発表を行っていたので[9)10)]、早速教えを請うたわけである。

1987年1月から上野氏の指導によりGolytely法を導入し、その高い洗腸効果および安全

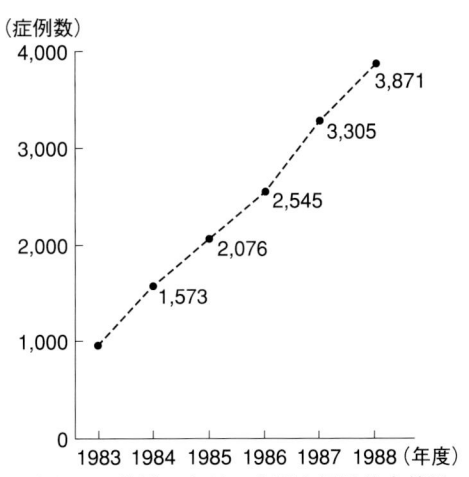

図 16．私たちの施設における大腸内視鏡検査件数の推移
(1983年4月〜1989年3月　亀田総合病院)

性、簡便性を自らの目で確認した。すなわち洗腸効果については、Brown変法の欠点であった上行結腸、盲腸の残便が著しく少なくなって、部位による洗腸効果の差がほとんどなくなった。結果として、Brown変法と比較すると、大腸内視鏡の際のスコープ操作性と観察能が大幅に向上した。またBrown変法では、表10のように処置に要する手順が非常に面倒であったが、Golytely法では食事の制限や高圧浣腸が不要なので、被検者にとっては肉体的、精神的負担が大幅に低減し、われわれにとっては人手をかけずに多くの人数を処置することが可能となった（表12）。また、安全性に問題があったBrown変法に対しGolytely法は、飲用する洗腸液の浸透圧および電解質濃度が理論上体液と同じであり、溢水もしくは脱水の危険がないため、心肺機能や腎機能に問題のある高齢者などにも安心して洗腸を実施できるようになった。

このように、われわれの施設においてもGolytely法が非常に優れた大腸内視鏡の洗腸法であることが確認されたが、問題として残ったのが、お世辞にも飲みやすいとはいえないGolytely®の味と、オリジナルでは4 lという飲用量の多さであった。筆者自身も試してみたが、味もさることながら量の多さは衝撃的で、3 lを飲んだところで嘔吐してしまい、どうしてもそれ以上飲むことができなかった。自分でできないことは他人に無理強いしないというのが筆者のモットーであるので、4 lは完全に諦めて当初3 lで開始したが、それでも多過ぎて飲めないという被検者の苦情が続出し、頭を抱えてしまった（1987年1～3月）。そこで試しに、4～5月にかけてGolytely® 2 lにて大腸内視鏡を行ってみたところ、被検者の苦情が著しく少なくなり、しかも3 lに比べてさほど洗腸効果が悪くならなかった。以上の結果から、必ずしもすべての被検者に3 l以上のGolytely®を飲用させる必要はなく、ほとんどの被検者において、より少ない量でも良好な洗腸効果が得られることが推測された。そこでわれわれは、このあとご紹介する無作為比較対照試験（Randomized controlled trial；RCT）を実施して、洗腸効果

表11. Golytely® の組成

PEG 4000	118.20 g
Na₂SO₄	11.37 g
NaHCO₃	3.37 g
KCl	1.485 g
NaCl	2.93 g
H₂O to a final volume	2,000 ml

表12. 経口洗腸法

前々日	就寝前	下剤服用の必要なし
検査前日		食事制限・大量の水分飲用いずれも必要なし
	就寝前	緩下剤（プルセニド®）2Tをコップ2杯（400 ml）以上の水で飲用
検査当日	10：00	PEG電解質液2,000 ml飲用開始
	11：00	高圧浣腸必要なし
	12：00	
	13：00	Simple total colonoscopy

と受診者の受容性という相反する2つの要素を、高い水準で満足させる最適なGolytely®量を追求した[11]。

現在、全国的にGolytely®（わが国においてはニフレック®など）2 lによる経口洗腸法が広く普及し、多くの施設にて当たり前のように行われているが、われわれが始めた頃はそうではなかった。上野文昭氏のグループやわれわれなどのさまざまな試行錯誤の末、現在の方法が確立されたのである。いささか旧聞に属するが、Golytely法普及の決め手の1つとなったと自負するわれわれの研究を紹介して、当時の状況を思い起こすことにする。

III ─ 無作為比較対照法によるGolytely® 最適量の検討

要点

① Golytely® 量の検討：浣腸効果、被検者の受容性の点から最適量を 2 l と結論

1．研究目的

大腸内視鏡、特に検診目的のscreening colonoscopyの洗腸法として、洗腸効果および被検者の受容性の両方を最も高い水準にて満足するGolytely® 飲用量を決定する。

2．研究方法

1 洗腸の方法

Golytely® は院内薬剤部において調整した。Golytely® に加えて、検査当日朝の排便を促し洗腸効果を高めることを目的として、前日の就寝前に緩下剤（Sennoside A.B calcium：プルゼニド®）48 mgを内服させた。また胃の排泄能を高め、Golytely® の飲用時間を短縮するために、検査開始予定の4時間前に消化管運動機能促進剤（Domperidone：ナウゼリン®）10 mgを投与した。なお飲用時間については、できるだけ1時間程度にて飲用するよう指導した。

2 大腸内視鏡の方法

前投薬としては、検査の直前に鎮痙剤（Butylscopolamin plomid：ブスコパン®）20 mgの筋注のみを実施した。スコープの挿入は、無透視・無麻酔・一人操作法（simple total colonoscopy）[12]にて行った。スコープの機種は、Olympus CF 1 T 10 I、PCF 10などを使用した。

ちなみに当時のわれわれの施設においては、電子内視鏡システムを採用していなかった。またBrown変法にて洗腸を行っていた時代には、細径のPCFではなく太径の1Tタイプを主に使用していた。

❸対象の選択

対象をGolytely® 1l飲用、2l飲用、3l飲用の3群に分ける際、偏り(sampling bias)を避けるため、封筒法による無作為選択を行った。洗腸効果の判定については、先入観による偏り(information bias)を排除するため、Golytely®の量については検査医に非公開とした。

飲用開始後2時間経過しても排便がない被検者については、全例残便高度(‡)とし、Golytely®を追加投与した。2時間以内に予定量を飲用できなかった被検者については、脱落例として検討対象から除外し、その時点にて飲用を終了して大腸内視鏡を行った。

❹評価の方法

Golytely法の評価は、洗腸効果と被検者の受容性の両面から行った。洗腸効果の評価の基準については、まず腸管内の残便の状態を、まったく残便が認められない(−)、僅かに残便が認められるが全体的には良好(＋)、残便が目立つが体位変換やスコープによる洗浄、吸引にて処理可能(‡)、多量の残便のため検査が困難(‡)、の4段階に分けて判定基準を設定した。時間内に排便が認められずGolytely®を追加投与した症例は、前述のようにすべて便残存度(‡)として取り扱った。さらに、Golytely法において多量に存在することの多い腸内残留液の状態について、性状(0：無色透明、1：黄色透明、2：僅かに混濁、3：混濁して不透明であるがサラサラ、4：泥状)、量(0：少ない、1：多い)、ならびに便塊(0：ない、1：ある)、気泡(0：ない、1：ある)と、項目別にスコアをつけて検討した(表13)。

被検者の受容性については、アンケート調査を行って評価した。すなわち、Golytely®飲用に際して被検者が感じた苦痛の程度を、まったく苦痛を感じない(−)、少し苦しかったが容認できる(＋)、かなり苦しかったが次回も頑張る(‡)、もう二度と経験したくないほど苦しかった(‡)、の4段階に分けて、大腸内視鏡の終了後アンケート用紙に記入してもらい調査した。Brown変法を経験したことのある受診者については、Brown変法とGolytely®経口洗腸法とを比較した感想も、併せて回答してもらった。

3．対象

亀田総合病院健康管理センターにて行っている一泊人間ドック大腸内視鏡検診受診者のうち、1987年6〜7月にかけての計30検査日(連続)の、総計266名を検討の対象とした。内訳は男性216名、女性50名、平均年齢は男性46.6歳、女性49.4歳であった。

表 13．Golytely® 経口洗腸法の洗腸効果の評価（亀田総合病院）

```
１．腸管内の残便の状態
    (−) まったく残便が認められない
    (+) 僅かに残便が認められるが全体に良好      ┐
    (#) 残便が目立つが体位変換やスコープによる洗浄・吸引にて │ 検査可能
        処理可能                                      ┘
    (##) 多量の残便のため検査が困難
２．腸管内残留液の状態
    ①性状（混濁度）
        0：無色透明
        1：黄色透明
        2：僅かに混濁（コンソメ・スープ状）
        3：混濁して不透明であるがサラサラ（ポタージュ・スープ状）
        4：泥状
    ②量
        0：少ない
        1：多い
    ③便塊
        0：ない(−)
        1：ある(+)
    ④気泡
        0：ない(−)
        1：ある(+)
```

4．結果

■1 研究デザインの妥当性

無作為選択の結果、Golytely® 1 l 飲用群 90 例、2 l 飲用群 89 例、3 l 飲用群 87 例とほぼ同数に分かれた。また、各群における年齢分布も特に偏りが認められず(図 17)、それぞれを母集団として、群間の比較検討を行うことの妥当性が示された。

■2 Golytely® 飲用の状況

Golytely® 1 l 群では、90 例全例が時間内に予定量を飲用できたが、飲用開始後 2 時間経っても排便がみられず Golytely® の追加投与を行った症例が 39 例(43.3%)にのぼった。2 l 群では予定量飲用不能が 89 例中 2 例(2.2%)、追加投与が 2 例(2.2%)であった。3 l 群では予定量摂取不能が 87 例中 7 例(8.0%)であったが、全例時間内に排便が認められたので追加投与は行わなかった。

■3 洗腸効果

腸管内における残便量の検討では、当然のことながら、飲用量が増えるにつれて残便が少なくなり、洗浄効果がよくなる傾向が認められた。なお Golytely® 1 l 群における 40 例の便残存度(#)のうち、39 例は追加投与例であり、時間内に排便のあった症例の大部分はほぼ良好な洗腸の状態であった。1983 年 4 月から 1986 年 12 月までに行った Brown 変法の成績と比較すると、1 l 群においては劣るものの、2 l 群、3 l 群においては Brown 変法を凌ぐ洗腸効果が認められた(図 18)。

腸管内残留液の性状については、Golytely® の飲用量が増えるに従って混濁が少なくなり、

残留液がより清明となる傾向が認められた。2l飲用群における混濁度の平均スコアは1.3、3l群では0.9と若干の差は認められるものの、2l群でもほとんど観察に支障はなかった。残留液の量および便塊、気泡については、飲用量によって特に大きな差は認められなかった(図19)。

日常の排便状況と洗浄効果との関係をみてみると、便秘例は便通正常例、下痢例と比較して、残便、残留液量、便塊の各項目において成績不良であった。特に残留液の混濁度については、Golytely® 2l飲用群における便秘例の平均スコア1.7、正常例1.3、下痢例1.1と明らかに差

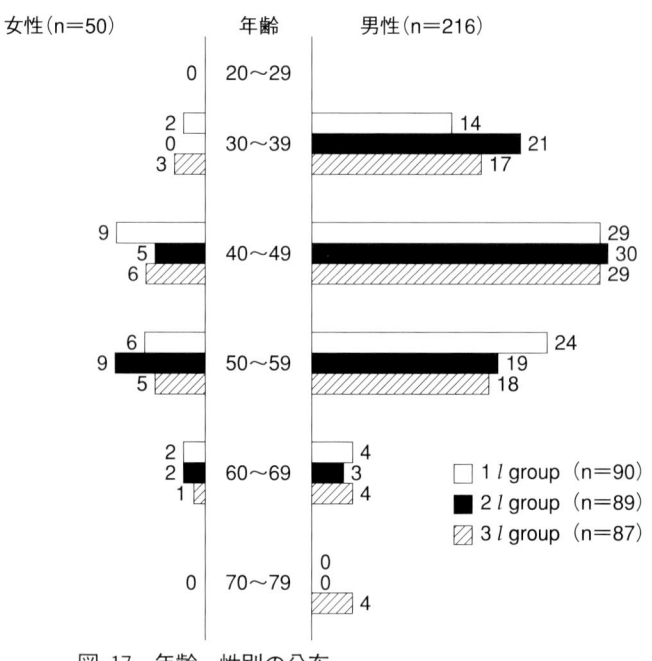

図17. 年齢、性別の分布
(1987年6月～7月、亀田総合病院)

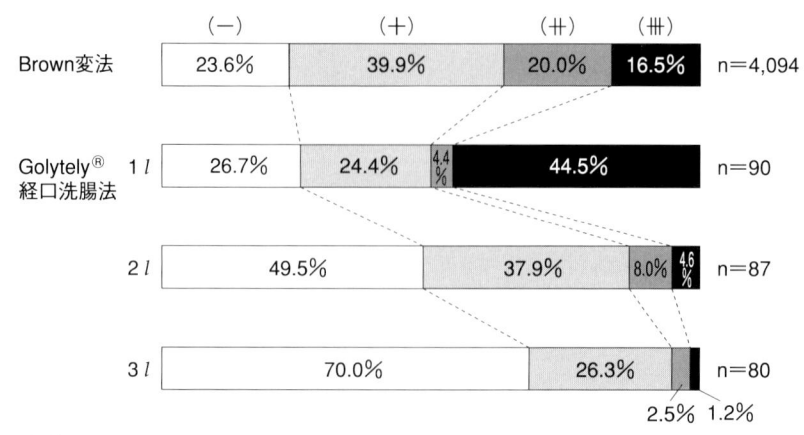

図18. Brown変法とGolytely® 経口洗腸法の洗腸効果成績の比較
(1987年6月～7月、亀田総合病院)

(−)まったく残便を認めない
(＋)僅かに残便を認める } 検査可能
(＋＋)残便が目立つ
(＋＋＋)多量の残便のための検査困難

が認められた。しかし 3ℓ 群においては、排便状況による差がほとんどなくなって、飲用量が多くなると、便通の状態にかかわりなく洗腸効果がよくなり、ばらつきが少なくなる傾向が認められた。しかしながら 2ℓ 飲用の便秘例においても、鉗子孔からの洗浄、吸引や体位変換を行うことにより、ほとんど検査に支障を生じなかった。Golytely 法においてしばしば認められる気泡については、便秘例においては少なく、下痢例にて高率に認められ、腸蠕動の亢進が発生機転に関与している可能性が示唆された。気泡の発生と Golytely® 飲用量との関連性は認められなかった(図 20)。

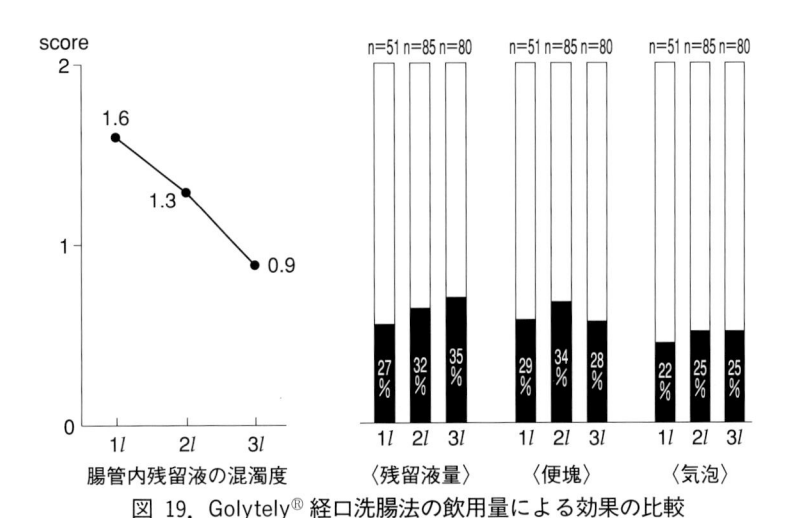

図 19. Golytely® 経口洗腸法の飲用量による効果の比較
(1987 年 6 月～7 月、亀田総合病院)

図 20. 日常の排便状況と洗浄効果との関係
(1987 年 6 月～7 月、亀田総合病院)

4 被検者の受容性

アンケートに回答したのは266例中203例(76.3%)であった。アンケート調査の結果は、Golytely® 1 l 飲用群においては「かなり苦しかったが次回も頑張る(＋＋)」以上の苦痛を感じたのが50例中7例(14.0%)であったのに対し、3 l 群では74例中28例(37.8%)と、これも当然の結果といえるが、飲用量が増えるのに比例して、被検者の受容性が低下した(図21)。

以前Brown変法による洗腸を経験したことのある被検者80例に対する調査では、Brown変法の方がよいと回答した受診者は、Golytely® 3 l 群でも14例(17.2%)に過ぎず、Brown変法に対するGolytely®法の優位性が実証された(図22)。

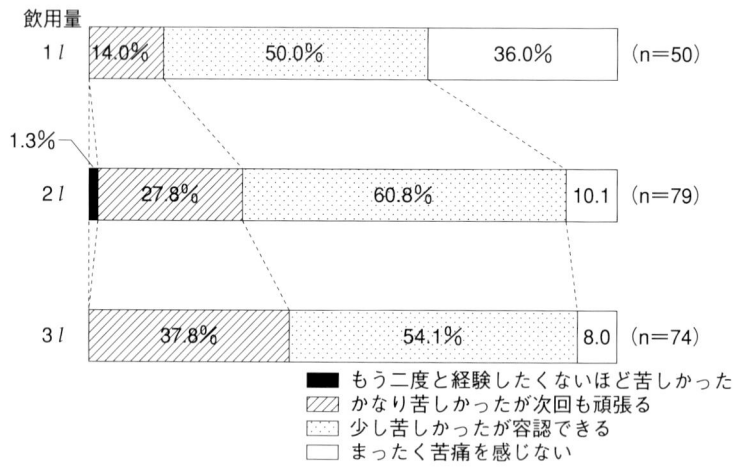

図 21. 受診者の受容性(飲用に際しての苦痛の程度)に関するアンケート調査結果
(1987年6月～7月、亀田総合病院)

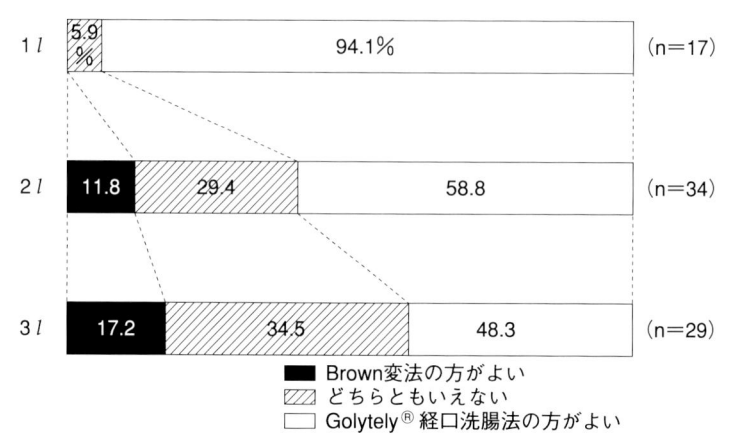

図 22. Brown変法とGolytely® 経口洗腸法との比較に関するアンケート調査の結果
(1987年6月～7月、亀田総合病院)

5．考察および結論

　大腸内視鏡のための洗腸に対する要求水準は、有症状者を対象とする精密検査や治療を目的とする場合と、無症状者を対象とする検診目的とでは、厳密にいえば異なる。すなわち前者においては、病変の厳密な診断や安全確実に病巣を切除するために、できるだけ腸管内を清浄にしておく必要がある。Golytely® 2 l 飲用にて排便不良であれば、たとえ被検者が少々難色を示しても、排出液が透明になるまで Golytely® を追加投与しなければならない。また被検者の方も、見落としのない検査、完全な治療を受けたいという思いが強いため、大概のことなら我慢して協力してくれる。しかし、後者の場合はそうはいかない。確かな症状、理由があって大腸内視鏡を受診する患者と比べ、被検者が一般健常人（少なくとも自分ではそう思っている）であるため、あまり強い苦痛を感じさせると、次から受診してくれない。筆者の考えによると、無症状の小さな大腸癌を確実に拾い上げるためには、定期的に大腸内視鏡を反復受診させることが最も有効である。したがって、無症状者が被検者の大部分を占める screening colonoscopy においては、多少診断精度を犠牲にしても被検者の受容性を優先して、なるべく Golytely® の量を少なくしたい。

　われわれの検討によって、Golytely® 1 l では被検者の受容性は高いが洗腸効果が不良、2 l では受容性、洗腸効果ともまあまあ満足できる水準、3 l では洗腸効果はよいが被検者の受容性がかなり低下することが明らかになった。また、Golytely 法以前に実施していた Brown 変法との比較では、最も受容性が低かった 3 l 群においても Brown 変法を支持した被検者はごく少数に過ぎず、検査前日の食餌制限、大量の水分摂取および就寝前の塩類下剤飲用、当日の高圧浣腸という方法が、大腸内視鏡受診者にとって、いかに苦痛が大きく受け容れ難いものであったかが、容易に想像できる。

　以上の成績に基づいて、screening colonoscopy のための最適な Golytely® 量を、われわれは「2 l」と結論づけたのである。

IV ── 今後の展開

　われわれの提唱した Golytely® 2 l による経口洗腸法は、洗腸効果と被検者の受容性という相反する要素をいずれも高い水準にて満足する、しかも安全性の高い優れた大腸内視鏡洗腸法として、周知のようにこの十有余年にて全国津々浦々に普及して行った。しかし本法にもまったく死角がないというわけではない。すなわち、Golytely® の主に硫酸ナトリウムに起因する不快な塩味は、今なお被検者の受容性を大きく損なう原因となっている。さらに被検者を苦しめているのは飲用液量で、オリジナルの半分の 2 l に減量した現在においても、「多過ぎて飲め

ない。もう少し量が少なくならないのか」という被検者の声をしばしば耳にする。

　Golytely®の味の改善に関しては、米国においてGolytely®の後に、硫酸ナトリウムを除去し代わりにポリエチレングリコールを増やして等張を維持した洗腸液(Golytely-RSS)が開発され[13]普及しているが、わが国に導入される予定は今のところない。わが国においては、Golytely®に味や匂いをつけて飲みやすくする試みが散見されるが、浸透圧が変化して洗腸効果が悪くなる恐れがあるので、勧められない。またわが国の一部の施設において実施されているクエン酸マグネシウム等張液による経口洗腸法は[14]、洗腸液が甘い味にてGolytely®より飲みやすく、また飲用量も1.8 l と若干少ないため、Golytely法より明らかに被検者の受容性が高い。しかし筆者の経験によると、肝心の洗腸効果がGolytely法よりかなり劣るので、われわれは採用していない。

　飲用量に関しては、緩下剤（sodium picosulfate：ラキソベロン®）などの下剤を併用してGolytely量を減らす試みが一部の施設にて行われているが[15]、脱水が起こってGolytely法の最大の利点である安全性を損なう恐れがあるので、安易に導入すべきではない。Golytely®の飲用開始30分前に消化管運動促進剤（cisapride：アセナリン®）を投与する方法は、0.5から1 l のGolytely®を減量できる有用な方法であったが[16]、cisaprideが不整脈などの副作用を起こす可能性が指摘され、使用できなくなってしまった。

　そこでわれわれが注目したのが、わが国にて開発された新しい消化管運動促進剤（mosapride citrate：ガスモチン®）である。前述のように、cisaprideには不整脈など循環器系の合併症を引き起こす可能性があり、われわれは追試を行うことを躊躇していた。一方mosapride citrateの能書にはそのような記載が皆無であり、ようやくわれわれも洗腸液減量の試みを実施することを決意したのである。

V ── 消化管運動促進剤 mosapride citrate 併用による経口腸管洗浄液減量の試み

要点

① 消化管運動促進剤による経口腸管洗浄剤軽減の試み。
② mosapride citrate により Golytely® を 0.5 l 減量可能である。

1. 研究目的

　心毒性のない消化管運動促進剤 mosapride citrate（ガスモチン®）の投与によって、Golytely®の飲用量が減量できるか否か検証する。

2．対象

1999年8月2日から8月11日までの間に、亀田総合病院において人間ドック大腸内視鏡検診を受診した169名のうち、以前に、Golytely® 2 l 法にて大腸内視鏡を受診したことがある被検者100名を検討の対象とした。対象の内訳は男性72名(平均53.6歳)、女性28名(53.0歳)で、男女とも50歳台の被検者が最も多かった。これらの排便習慣についての問診結果は、正常84名、便秘5名、下痢8名、下痢と便秘の交替3名であった。

3．方法

洗腸法については、従来の食事制限なし、大腸内視鏡の前日就寝前に緩下剤 sennoside を服用させることは変更せず、当日の洗腸液 2 l 飲用の代わりに、Golytely® 1.5 l および飲用開始前30分に mosapride citrate 15 mg 服用という方法(以下併用法)を採用した。

洗腸効果の判定については、大腸内視鏡における腸管内の残便の状態を、Golytely® 最適量の検討の時と同様、①(-)：まったく残便なし、②(+)：僅かに残便あるも支障なし、③(++)：残便によって比較的困難なるも、体位変換や吸引・洗浄によって克服可能、④(+++)：残便大量にて観察困難、の4段階に分けて、前回の状態と比較した。

被検者の受容性については、大腸内視鏡の前もしくは直後に、コメディカルスタッフが聞き取り調査を行った。

4．結果

洗腸効果については、残便(-)は今回41名、前回64名であった。残便(+)は今回46名、前回30名であった。残便(++)は今回12名、前回3名、残便(+++)は今回1名、前回2名であった(図23)。

被検者の受容性について聞き取り調査した結果では、全員が前回よりかなり楽であったと回答した。

Mosapride citrate 服用の副作用と考えられる症状を訴えた被検者は認めなかった。

5．考察および結論

Golytely 2 l 法の確立によって、洗腸効果のみならず被検者の受容性も飛躍的に向上したが、それでも「もう少し少なくならないか」という被検者の意見が多いのも、否定できない事

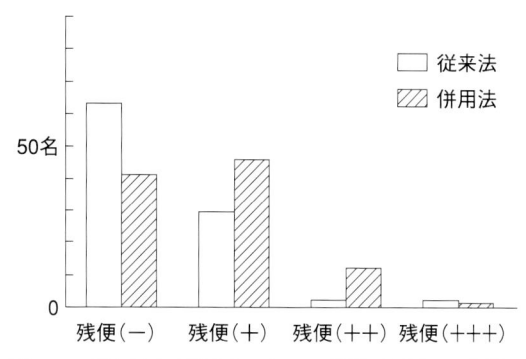

図 23. 従来法と併用法における腸管内残便の比較

実である。著者の一人光島もほとんど毎年大腸内視鏡を受けるため、Golytely 法を実際に経験しているが、初めの 1 *l* はほとんど問題なく簡単に飲める。1 *l* を過ぎ 1.5 *l* までは少し苦しくなるがまあ大丈夫。1.5 *l* を超えると急激に辛くなるという印象であった。

前述のように、消化管運動促進剤 cisapride を併用して洗腸液を減量する試みは、既にいくつかの施設で行われていたが[16]、本剤には不整脈など循環器系の合併症を引き起こす可能性があり、われわれは追試を行うことを躊躇していた。一方、新しく市販された mosapride citrate の効能書にはそのような記載が皆無であり、ようやくわれわれも洗腸液減量の試みを実施することを決意した。

今回のわれわれの検討の結果、Golytely® を 1.5 *l* に減量しても mosapride citrate 15 mg を併用すれば、大腸内視鏡に支障のない残便(－)もしくは(＋)が 87 名(前回 94 名)と、Golytely® 2 *l* 飲用に比べてさほど遜色のない洗腸効果が得られることが明らかになった。

精密検査や治療目的の大腸内視鏡においては、当然のことながら、なるべく残便の少ない状態で検査を行うことが要求されるので、排泄液が完全に透明になるまで Golytely® を飲用させるべきである。しかし、診断精度と被検者の受容性を両立させなければならない、人間ドック被検者や集団検診要精検者、軽症の外来患者などを対象とする screening colonoscopy においては、Golytely® を 0.5 *l* も減らすことができる mosapride citrate 併用法は、特に女性や高齢者など受容性の低い被検者にとって、大いなる福音であるとわれわれは考える。

(光島　徹)

文　献

1) Brown GR：A new approach to colon preparation for barium enema. Univ Mishigan Med Bul 27：225-230, 1961.
2) Hewitt J, et al：Whole gut irrigation in preparation for large bowel surgery. Lancet II：337, 1973.
3) Levy AG, et al：Saline lavage；A rapid, effective. and acceptable method for cleansing the gastrointestinal tract. Gastroenterology 70：157, 1976.
4) Bakran A, Bradley JA, Bresnihan E, et al:Whole gut irrigation;an inadequate preparation for double contrast barium enema examination. Gastroenterology 73:28-30, 1977.

5) Minervini S, et al：Comparison of three methods of whole bowel irrigation. Am J Surg 140：400, 1980.
6) 中野善久，ほか：大腸のX腺検査．p.18，藤沢薬品，1972．
7) Bigard MA, et al：Fatal colonic explosion during colonic polypectomy. Gastroenterology 77：1307, 1979.
8) Davis GR, et al：Development of a lavage solution associated with minimal warter and electrolyte absorption or secretion. Gastroenterology 78：991, 1980.
9) 上野文昭，ほか：特殊組成電解賃液服用による大腸内視鏡検査前処置法．Gastroenterological Endoscopy 29：509, 1987．
10) 清水誠治，ほか：大腸内視鏡検査前処置法としてのPEG-ELSの評価．薬理と治療15：459, 1987．
11) 永谷京平，光島　徹，横内敬二，ほか：Screening colonoscopyにおける経口腸管洗浄液前処置法の検討．Gastroenterological Endoscopy 31：856-862, 1989．
12) 光島　徹，横内敬二，永谷京平，ほか：無透視・無麻酔全内視鏡検査法"Simple total colonoscopy"の検討．Gastroenterological Endoscopy 30：346-354, 1988．
13) Fordtran JS, et al：A low-sodium solution for gastrointestinal lavage. Gastroenteroloy 98：11-16, 1990.
14) 小島一馬，今里元輝，今村秋彦，ほか：大腸内視鏡検査法前処置法の検討(第3報)；クエン酸マグネシウムを用いて．Therapeutic Reserch 12(Suppl)2：311-315, 1991．
15) 春間　賢，ほか：Sodium Picosulfate(ラキソベロン)を用いた大腸検査前処置法の検討(1日3回投与法)．薬理と治療14：309, 1986．
16) 本間　喬：Cisapride併用によるPEG-ELS減量の試み．新薬と診療28：1097-1101, 1991．

3 全大腸内視鏡検査における前処置

(2) マグコロール P® による方法

　マグコロール P® による全大腸内視鏡検査前処置法は今日ではほとんどがマグコロール P® の等張液を用いるものであるが、これには大量等張マグコロール P 法[1,2]と検査食併用等張マグコロール P 法がある[3]。

I ── 大量等張マグコロール P 法（図24、表14）

標準的な前処置の流れ

[前日の食事]
　特別の制限はない。

[前処置薬]
　前日就寝前：ラキソベロン® 10 ml を飲む。
　当日検査施行 4 時間前：マグコロール P® 等張液 1,800 ml 飲用

解 説

1980年 Davis らの考案した腸管洗浄液 PEG（polyethylene glycol-electrolyte lavage

---

大腸ファイバー

　　　　　　殿　　　月　日　曜日
　　　　　　　　　　時　　分来院

1．前日は普通に食事をして下さい（できれば夕食は午後 6 時にしてください）
　　就寝前　ラキソベロン® 1 本をコップ 1 杯の水に混ぜて服用して下さい。
2．当日は絶食とし（水分、茶、コーヒーは可）、午前　時、マグコロール P® 2 包を 1,800 ml の水に溶かして、約 2 時間かけて服用してください。
3．十分排便されたら来院してください。

　　　　　　名古屋掖済会病院　消化器科
　　　　　　TEL 052-652-7711　内線 2255
　　　　　　　　　　　　　　　　　　 2256

図24．被検者への大腸検査準備指示表
（大量等張マグコロール P 法）

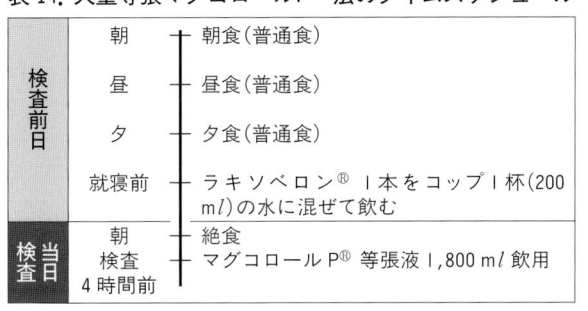

表 14. 大量等張マグコロールP®法のタイムスケジュール

検査前日	朝	朝食（普通食）
	昼	昼食（普通食）
	夕	夕食（普通食）
	就寝前	ラキソベロン® 1本をコップ1杯(200 ml)の水に混ぜて飲む
検査当日	朝 検査4時間前	絶食 マグコロールP®等張液 1,800 ml 飲用

solution；PEG-ELS)が1985年上野らによってわが国に紹介され、各施設で調製し、院内製剤として用いられ1992年ニフレック®として発売されるに至った。一方1969年よりBrown変法の塩類下剤としてマグコロール液が使用されてきたが、1988年味がよく量も少なく服用しやすいように開発された粉末製剤マグコロールP®が発売された[4]。このマグコロールP® 1包50gに水を加えて全量を900 mlに調製すると浸透圧は約290 mOsmol/lと等張になることから2包100gの等張液1,800 mlを腸管洗浄液として用いた結果、腸管洗浄液PEGに遜色ないことがわかり、多くの施設で使用されるようになった[1)2)]。前日就寝前にラキソベロン® 10 mlを服用するのは、当日の朝ある程度の排便をさせマグコロールP®等張液の効果を高めるためである。腸管洗浄液PEGも原法では4 lの飲用を要したのがこのラキソベロン® 10 ml併用により2 lに減量できている。またラキソベロン® 10 mlは当日マグコロールP®等張液に混ぜて飲用させても有効である。消化管運動促進剤シサプリドの併用も等張液の飲用量を減らし洗浄効果を上げたり飲用しやすくする作用がありしばしば用いられてきたが、不整脈などの副作用のため販売中止となり現在では使用できない。大腸内視鏡検査4時間前より30分で500 mlの速度で飲用するのを目安とする。マグコロールP®等張液投与前後における血清Mg値の変動であるが、今西ら[1)]のマグコロールP® 3包を用いて2,700 ml飲用した検討でも血清Mg値の上昇は正常範囲内の変動であり安全性が認められている。血清K値、Cl値は低下するがこれも正常範囲内であり1,800 mlで行えばまったく問題ないとされている。

バリエーション

前日の夜に下剤ラキソベロン® 10 mlを飲み忘れた場合は当日のマグコロールP®等張液に混ぜて飲用しても有効である。

行程通りに行っても排便がなかったり、少量しか出ない場合はマグコロールP®をもう1包900 mlに溶解して飲用してもらうか微温湯高圧浣腸を行う。この場合在宅での飲用であれば予約時間より早めに病院へ来てもらう必要がある。

マグコロールP®等張液が全量飲めなくても水様便となれば問題ないが、十分排便がなければ、微温湯高圧浣腸を行う。まったく飲めない場合は検査ができないので後日別の方法での検査が必要である。食事制限をしっかりとして後に述べるマグコロールP®高張法もしくはラキソベロン® 2回投与法などを行う[5)]。

II ── ● 検査食併用等張マグコロールP法（図15、表25）

[標準的な前処置の流れ]

[検査食]
　前日昼食と夕食は検査食をとる。

[前処置薬]
　前日就寝前：ラキソベロン® 20 ml を服用。
　当日検査施行4時間前：マグコロールP®等張液 900 ml 飲用。

[解説]

マグコロールP®等張液は希釈されているので酸味が少なく非常に飲みやすくなったが、1,800 ml という飲用量は患者にとって苦痛である。そこで等張液は 900 ml に減量し、その代わり前日就寝前服用のラキソベロン®液を 20 ml に増量し、前日の昼食と夕食は大腸内視鏡検査専用に開発された検査食とし、Brown 変法の時と同様 10 時、15 時、19 時にコップ 1 杯（200 ml）以上の水を飲むことで解決された[3]。ただ検査食は医薬品でないため被検者に 1,500 円前後の負担がかかるという欠点があるが、高齢者など大量の水分摂取が困難な被検者では有用な方法である。高齢化社会となった今日、80 歳以上の高齢者が検査を受ける頻度も増えており、年齢に応じて前処置を変えるのは煩雑であり、当院の外来で行う場合には高齢者に照準を合わせたこの検査食併用等張マグコロールP® 900 ml 法を全被検者で行っている。

[バリエーション]

検査食購入を忘れてしまった場合は極力残渣の少ない食事をしてもらう。前日夕食まで普通に食べてから気がついた場合でも中止する必要はない。腸管洗浄液 PEG 法や等張マグコロールP法は元来前日の食事制限が必要ないということが長所の1つであった。飲用量があまりにも多かったのでその量を減量して検討した結果、大部分は問題なかった[6]が観察に支障をきた

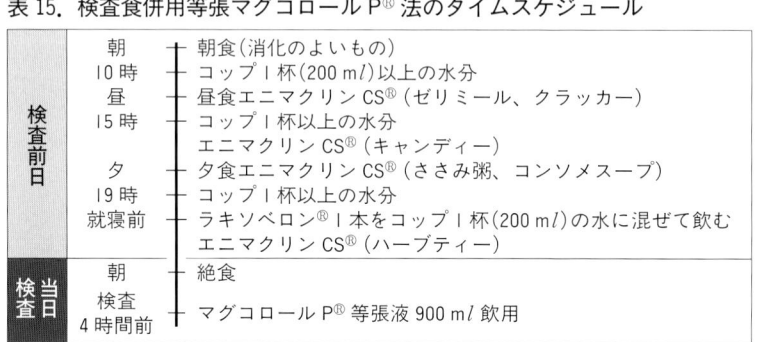

表 15. 検査食併用等張マグコロールP®法のタイムスケジュール

検査前日	朝	朝食（消化のよいもの）
	10 時	コップ1杯（200 ml）以上の水分
	昼	昼食エニマクリンCS®（ゼリミール、クラッカー）
	15 時	コップ1杯以上の水分 エニマクリンCS®（キャンディー）
	夕	夕食エニマクリンCS®（ささみ粥、コンソメスープ）
	19 時	コップ1杯以上の水分
	就寝前	ラキソベロン®1本をコップ1杯（200 ml）の水に混ぜて飲む エニマクリンCS®（ハーブティー）
検査当日	朝	絶食
	検査4時間前	マグコロールP®等張液 900 ml 飲用

3．全大腸内視鏡検査における前処置(2)

大腸内視鏡検査準備表

名古屋市中川区松年町4-66
名古屋掖済病院
Tel 052-652-7711（消化器科）

　　月　　日　　曜日　　午前　　時　　分　来院

大腸検査は腸内を完全にしておかなければなりません。
正確な診断を受けるために、次の指示を正しく守ってください。

時間			ご　準　備
検査前日（　／　）	朝食		通常通りお召し上がりください。 （消化のよいものをお摂りください）
	午前10時		コップ1杯（200ml）以上の水分（※湯茶、透明なジュース、コーラ、サイダー）を飲んでください。
	昼食		エニマクリンCS®（ゼリーミール・ビスケット）をお召し上がりください。
	午後3時		昼食後から夕食までの空腹時に、エニマクリンCS®（キャンディー）をご自由にお召し上がりください。 コップ1杯（200ml）以上の水分（※に同じ）を飲んでください。
	夕食		エニマクリンCS®（ささみ粥・コンソメスープ）をお召し上がりください。
	午後7時		コップ1杯（200ml）以上の水分（※に同じ）を飲んで下さい。
	就食前		水薬（ラキソベロン®）2本をコップ1杯（200ml）の水に混ぜて飲んでください。
			エニマクリンCS®（ハーブティー）を飲んでください。
検査当日（　／　）	朝食絶食		喉がかわいたり、空腹感があれば、水やお茶はとっていただいてもかまいません。
	午前　時		粉薬（マグコロールP®）を水に溶かして30分から1時間以内に全量飲んでください。 （1袋を水に溶かして900mlにしてください） この時間以降は、食べたり、飲んだりしないでください。

★エニマクリンCS®は、南館1階売店でお買い求めください★

図25．大腸内視鏡検査準備表（名古屋掖済病院）
（検査食併用等張マグコロールP法）

す例があり検査食併用で解決された[3]。したがって当日の朝、等張液服用後排便が十分あればよいが、水様便にならなければマグコロールP®等張液900 mlを追加飲用する。

　前日の夜に下剤を飲み忘れた場合は当日のマグコロールP®等張液にラキソベロン® 20 mlを混ぜて服用すると洗浄力は高まり有効である。

行程通りに行っても排便がなかったり、少量しかない場合はマグコロールP®等張液900 mlを追加飲用するか微温湯高圧浣腸を行う。

マグコロールP®等張液がまったく飲めない場合は後日別の方法での検査が必要である。食事制限をしっかりとして、マグコロールP®高張法あるいはラキソベロン®2回投与法[5]などを行う。

1．等張法の特徴

要 点

①優れた洗浄効果。
②等張液のため脱水をきたす心配がない。
③酸味が少なく飲みやすい。

解 説

マグコロール液は1969年の発売以来Brown変法として大腸X線検査の前処置の塩類下剤として使用され、大腸内視鏡検査も通常この同じ前処置で行われていた。1988年マグコロール液を粉末にすることによりクエン酸の量を減らし、酸味を減らして飲みやすく改良したマグコロールP®が発売された[4]。このマグコロールP®も発売当初はBrown変法の前処置として大腸X線検査や大腸内視鏡検査に使用されていた。これは150 mlの水に溶解して用いるもので高張法に相当する。1980年Davisらが硫酸ナトリウムとポリエチレングリコールを主成分とした等張電解質液である経口腸管洗浄液PEGを開発した。このPEGは等張液であることから腸管からの吸収、分泌がほとんどないので体液への影響が少なく、極めて安全性が高いことに加え、従来のBrown変法に比べ洗浄効果に優れ、煩わしい食事制限も要せず、簡便なものと評価され、1985年上野らがわが国に紹介した。その後1990年、マグコロールP®も体液と等張（約290 mOsmol/l）に希釈して投与する試みが行われた結果、腸管洗浄液PEGと同等の洗浄効果があることが知られ[1,2]、今日大腸内視鏡検査ではマグコロールP®は等張法で用いられるのが一般的となった。

等張法の特徴としては従来の高張法でしばしば洗浄効果が不良であった深部大腸においても便の付着がなく、全大腸にわたり内視鏡検査での粘膜の詳細な観察が可能となった。また等張のため水分の吸収や分泌が行われず、脱水の心配がない、希釈により酸味が少なく非常に飲みやすい、腸管内の気泡の存在もほとんどみられない[3,7]などの特徴が挙げられる。マグコロールP®等張液はPEGより飲みやすくなったものの、1,800 mlという飲用量は被検者にとって苦痛である。そこで前日の下剤ラキソベロン®を20 mlに増量し、簡便な大腸内視鏡専用の検査食を用いて飲用量を900 mlに減量することが可能になった[3]。

2．高張法の特徴

> 要　点
>
> ①大腸X線検査で使用（Brown変法）。
> ②水分飲用制限の被検者に適する。
> ③脱水をきたしやすい。

> 解　説

　高張法はマグコロールP®50 gを水150 mlで溶解（浸透圧約1,400 mOsmol/l）して飲用する方法で大腸X線検査で粘膜面へのバリウムの付着をよくするためにできるだけ水分の少ない状態で前処置を行う場合に適している。大腸内視鏡検査では腸管洗浄法が普及する以前はこの高張法が行われていたが、残水が存在しても吸引の可能な大腸内視鏡検査では前日の食事制限も必要ないことから、等張液による腸管洗浄法が大いに普及し高張法は行われなくなった。今日では大量の水分を飲用できない被検者あるいは大腸X線検査併用の場合などに用いられるに過ぎない。欠点としては、高張のため脱水をきたしやすいので高齢者や腎機能に問題のある患者では使用しづらい、前処置が不十分で残便が多い、ことにマグコロール液ではクエン酸含有量が多いので酸味が強く飲みづらいなどである。

3．飲用における環境

■1 病院での飲用

> 要　点
>
> ①病院での飲用を要する被検者は少ない。
> ②長時間病院に拘束される。
> ③トイレを増設する必要がある。

> 解　説

　1985年上野らによってわが国に紹介された腸管洗浄液PEGは原法では4 lという大量の飲用のため看護師などのコメディカルの励ましがないととても飲めないし、1992年ニフレック®として発売されるまで実に7年間も院内製剤が用いられていたなどの理由で病院で飲用せざるを得なかった。しかしながらマグコロールP®等張液は既に市販されている粉末製剤を用いるものであり、Brown変法では前日に在宅で服用するのが当然で、マグコロールP®等張液は飲用量も1,800 mlとそれほど大量でないことから、当院では導入の最初から何らためらう

こともなく在宅で飲用としてきた[2]。もちろん、高齢者や理解の不十分な方、遠隔地から来院する方などでは病院で飲用させるべきである。病院での飲用は被検者が長時間病院に拘束され、病院でのトイレを増設する必要があるなど欠点が多い。

2 在宅飲用

要　点

① 大部分の被検者は在宅で飲用可能である。
② 長時間病院に拘束されない。
③ 病院でトイレを増設する必要がない。

解　説

前項でも述べたようにマグコロール P® は等張液導入の最初から粉末製剤として市販されており、当院では在宅で飲用することを原則としてきた。被検者は長時間病院に拘束されることなく、病院でのトイレを増設する必要がないなど利点が多い。高齢者や理解の不十分な方、遠隔地から来院する方などを除けば在宅での飲用で何ら問題はない。腸管洗浄液 PEG はショック、アナフィラキシー様症状を起こすことがあるので在宅で飲用する場合1人での服用は避けるという投与上の注意があるが、マグコロール P® 等張液ではその心配はなく、ことに検査食併用マグコロール P® 法では等張液 900 ml の飲用で済むので在宅で安全に行える。等張液を在宅で調製する場合 1,800 ml の容器が必要で不便であったが、最近マグコロール P®「在宅パウチ」が発売された。この容器内にマグコロール P® 粉末が 100 g 入っており、飲用時に 1,800 ml の目盛りまで水を入れると等張液が簡単に調製でき、在宅飲用が一層容易になった。

4．前処置評価方法

要　点

① 検査前の排便状態
② 気泡の存在
③ 残渣の種類と腸管内洗浄度
④ 残水の透明度
⑤ 被検者の受容性

解　説

日常診療では検査前に排便状態から前処置効果を評価することは等張液や高圧浣腸の追加の必要性を知るうえで重要である。一方新しい前処置法を考案したり新たに採用する場合にはそ

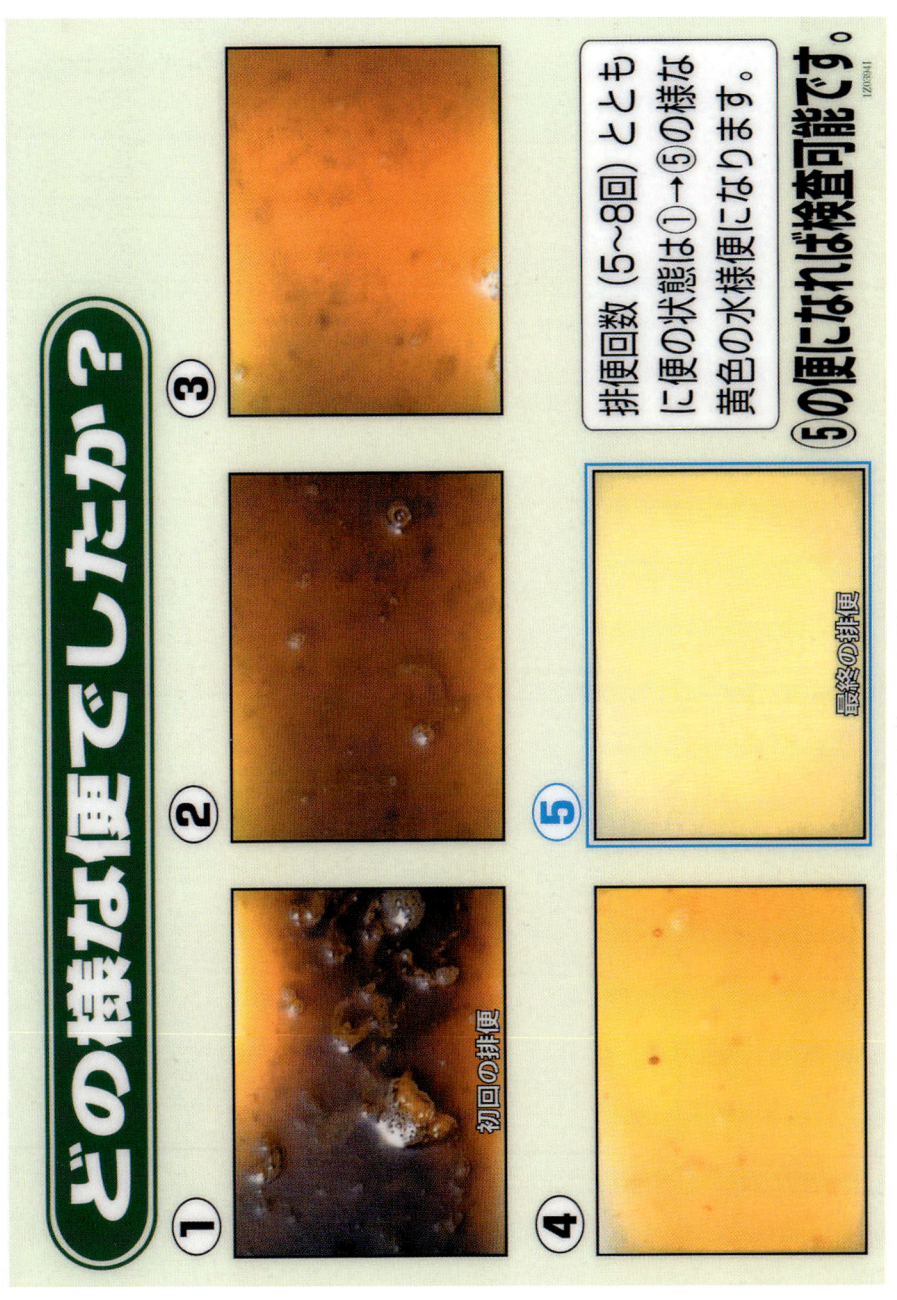

3．全大腸内視鏡検査における前処置(2)

図 26．便の状態の 5 段階評価 (堀井薬品提供)

の前処置法が従来の前処置法と比較して有用かどうか評価する必要がある。これには腸管内洗浄度だけでなく被検者の受容性や安全性も評価する必要がある。

■1 検査前の評価方法

便の状態を、①有形便の混ざったもの、から⑤透明水様便、までの5段階にカラー写真で示したもの(図26)を被検者に見せ、最後の便の状態を判定し、①、②の状態であれば再度排便させるか高圧浣腸を行い、⑤の状態となれば検査可能である。

■2 検査中の評価方法

1) 腸管内洗浄度

大腸を直腸、S状結腸、下行結腸、横行結腸、上行結腸、盲腸に分け、各部位別に大腸内視鏡検査時の洗浄効果を以下の基準で判定する。

> [良好]：残渣はほとんどなく良好な観察が可能。
> [やや良好]：残渣が少し認められるが吸引や洗浄により観察に支障をきたさない。
> [やや不良]：残渣の存在が観察に支障をきたす。
> [不良]：残渣が多く観察が不可能。

第20回日本大腸検査学会総会(2002年)におけるコンセンサス・ミーティングではMST(Minimal Standard Terminology)で用いられる最適、適切、不適切、不能に区分することを推奨している[8]。

2) 気泡の存在

大腸各部位別に「良好」「やや良好」「やや不良」「不良」の4段階で評価されることが多い。上述のコンセンサス・ミーティングでは気泡は観察時には支障がないため評価項目には用いないとされた。確かにガスコン水の処理で観察に支障をきたすことはないが気泡が多いと処理に時間をとられるので気泡の存在は評価の対象としてもよい。マグコロールP®等張液では気泡は極めて少なく、あってもガスコン水を鉗子孔からふりかけるだけで容易に消失する程度である。

3) 残渣の種類

「なし」「液状」「泥状」「固形」の4段階で大腸各部位別に評価する。「液状」残渣すなわち残液は透明度が高いほど評価は高い、混濁していても吸引できれば観察に支障はない。残液の量はある程度あった方が滑りがよくて挿入性に優れる。検査食併用等張マグコロールP法では等張液は900 mlのため残液の量は少なく吸引に時間がかかることはない。「泥状」残渣は「液状」よりは吸引、除去が困難で、量が多いと時間がかかり評価を下げることになる。

■3 被検者の受容性など

ただ単に腸管内清掃度だけを問題とするのであれば極めて強力な下剤、厳しい食事制限を行えばよいわけであるが被検者の苦痛をいかに少なくして受容性、安全性を高めるかということ

も評価される必要がある。評価項目としてはマグコロール P® 等張液の味、量、従来法との比較、などの評価検査食の「味」「量」「簡便性」「満足度」「前回の食事制限との比較」「購入について」などである。検査食併用等張マグコロール P 法において使用したエニマクリーン CS® の受容性については、「まずい」「少な過ぎる」「不便」「不満」の評価が少なく、高い受容性が得られ、検査食の購入意思についても高い評価を得られ、腸内状態の標準化のための最小限の食事制限に用いる検査食として十分に有用である。

5．前処置不良時の対応

１ 検査前

要 点

① 最終便の状態をよく聞く。
② 等張液追加もしくは高圧浣腸を行う。

解 説

便の状態を 5 段階で示した写真を被検者に見せ、最終便が有形便であればマグコロール P® 等張液 900 ml 飲用例ではさらに 900 ml 追加する。それでも有形便しかでない場合やまったく排便のない場合は検査を中止すべきである。後日再度行う場合には前処置法にさまざまな工夫を凝らして行うべきである。例えば頑固な便秘があれば数日前より下剤を投与して毎日排便させるようにしたり等張液を 1,800 ml とするなどである。最終便は下痢状態であるが固形便が混じったり濃い下痢便であればきれいになるまで高圧浣腸を行う。

２ 検査中

要 点

① 吸引困難な残便が多ければ高圧浣腸をする。
② 少量の固形残渣は鉗子孔より注水、洗浄を行う。

解 説

有形便はもちろん吸引困難な便が大量に残存しておれば躊躇することなくスコープを抜去して高圧浣腸を施行し、挿入し直す。吸引可能な液状残渣であればそのまま検査を進める。粘膜に有形便が少量付着している程度の場合は鉗子口より水を注入して洗浄すれば容易に粘膜の状態は観察できる。

6．検査中の注意点

❶残渣、気泡

要　点

①吸引困難な残渣が多ければ高圧浣腸を行う。
②気泡はガスコン水で容易に消失する。

解　説

　液状残渣で吸引可能なものは吸引する。固形残渣で吸引できないものは少量であれば鉗子口より水を注入して残渣を移動させることができるので、粘膜面の観察に支障はない。吸引困難な泥状便で処理に時間がかかるようであったり、固形残渣が多い場合は思い切ってスコープを抜去し高圧浣腸を行う。マグコロールP®等張液では気泡は少なく、あってもガスコン水をふりかけるだけで容易に消失する程度で気泡除去に時間をとられることはまずない。

❷処置時の腸管内ガス

要　点

①前処置後の水素ガス濃度の上昇は軽微で爆発域に達することはない。
②腸管内洗浄が十分でかつ、吸引・送気をしっかり行えば高周波電流によるガス爆発の危険性はない。

解　説

　水素ガスは4％以上、メタンガスは5％以上に達すると爆発する可能性があり、前処置不良の状態で高周波電流を用い腸管内爆発事故が起こったという報告がある。糖質は小腸で吸収されずに大腸に至ると細菌により代謝を受け水素ガスを産生することから欧米で一時使用されたマンニトール®は危険性が高く、受け入れられなくなった。黒沢ら[9)]は腸管洗浄液PEGでは清掃度良好群と不良群とも水素ガス、メタンガスとも減少するが、マグコロールP®等張液1,800 m*l*程度の投与では水素ガス濃度は投与後軽度上昇するが軽微であり、爆発域に達することはないとしている。メタンガスも投与前後で有意な変化は認めないとしている。岩井ら[10)]は腸管洗浄液PEG、マグコロールP®等張液900 m*l*、1,800 m*l*などの前処置後の大腸ガスを分析し、水素ガスはすべて1％以下でメタンガスは検出されなかったとしている。またマグコロールP®には白糖が付加されているので小腸で吸収されずに大腸へ到達して水素ガスを発生するものの軽微であり、マグコロールP®等張液は安全に使用できるとしている。食事による腸管内ガスの影響として以前より豆類は水素ガスを発生するといわれてきたが有意差はなく、肉類の摂取群と非摂取群の間に有意差がみられており、豆類・肉類の摂取は控えるのがよい[10)]。排便のない状

態など前処置の極めて不良な状態ではメタンガスが爆発域に達している可能性もあるが、腸管内清掃効果が十分であれば爆発性ガスの濃度は極めて低いと考えられ、吸引・送気を十分に行えば高周波電流の使用の際のガス爆発の危険性はほとんどない。

7．リスク・禁忌(発生した場合の対応)

要 点

①虚血性大腸炎の発症が極稀にあり、短時間での飲用は避ける。
②急性腹症、腎障害、消化管閉塞、重症硬結便、中毒性巨大結腸症、大量消化管出血持続の患者への投与は禁忌である。
③高齢者、心疾患のある患者、妊婦、胃切除後の患者への投与は注意が必要。

解 説

　前処置での偶発症としては嘔吐、腹痛など大量飲用による直接症状、腸閉塞、虚血性大腸炎、閉塞性大腸炎、マロリーワイス症候群、ショックなどがある[11]。その他冷やして飲用することによる冷感、寒気を生じることもある。飲用前にこれらの自覚症状が起こる可能性のあることを被検者に説明しておくことが大切である。等張液 900 ml の飲用ではこのような症状は極めて少ないが、必要により飲用を一時中止したり、飲用速度を減ずるなどの対策をとった方がよい。マロリーワイス症候群はマグコロール P® 等張液での報告はまだないが、短時間で飲用した場合の急激な胃内圧の上昇によってあるいは何回か嘔吐を繰り返して発症する可能性がある。嘔吐が続いたり、吐物に少量でも血液がみられた場合は検査をすることにより嘔気、嘔吐を助長するので検査は中止する。虚血性大腸炎は腸管内圧亢進により発症するので腸管の狭窄(この場合は閉塞性大腸炎と呼ぶ)あるいは便秘など腸管内に内容物が貯留している場合には注意して投与する必要がある。また短時間での飲用は腸管内圧亢進をきたすので避ける。
　マグコロール P® 等張液の禁忌について述べる。急性腹症の患者には腸管内容物の増大や蠕動運動亢進により、症状を増悪するので投与してはならない。癌などで消化管に高度の閉塞のある患者では等張液飲用により腸管が拡張し穿孔の危険性があるので禁忌である。狭窄病変が疑われる場合高圧浣腸のみあるいはガストログラフィンで注腸造影を行ったうえで大腸内視鏡検査を行うとよい。重症硬結便のある患者も消化管閉塞と同様腸内容の増大と蠕動亢進により、腸粘膜の虚血性病変や穿孔を生じることがあり禁忌である。高張法は脱水をきたしやすいので高齢者や心臓・腎機能に問題のある患者には使いづらかったが、等張法ではそのリスクは小さくなった。しかしながら腎障害の患者では大量の水分摂取は腎機能に負荷となり、血中に増加した Mg の排泄が遅延するため禁忌である。潰瘍性大腸炎の重篤な合併症である中毒性巨大結腸症では穿孔を起こす危険があり飲用は禁忌である。下部消化管出血の患者で現在出血が止まっており血圧も安定しておれば等張液の服用は可能であるが、出血が持続してショック状態

にある患者では禁忌である。

　慎重投与を要する患者について述べる。胃切除の既往のある患者ではダンピング症候群が現れることがあるので一口ずつ時間をかけて飲用させ、飲用中にめまい、ふらつきが現れた場合には飲用を中止させる。妊娠している患者では子宮収縮を誘発して流早産の危険性があるので避けた方がよい。中村ら[11]は潰瘍性大腸炎での検査後の悪化例8例中5例はPEGによる前処置を行っていたとしている。前処置によるのか検査そのものによるか区別は難しいが潰瘍性大腸炎の活動期では無処置ないし微温湯浣腸に留めておいた方がよい。心臓に問題のある患者では大量の水分摂取は心臓に負担になるので慎重であらねばならない。その点、検査食併用のマグコロールP®等張法は飲用量も900 mlであり比較的安全に行える。

8．被検者への説明のポイント

要　点

①前処置の重要性を理解させる。
②服用中の薬剤をチェックする。
③下剤や検査食の実物を見せて説明する。

解　説

　大腸内視鏡検査とはどのようなものか、例えば内視鏡により大腸の中を観察し、腸の病気やポリープをみつけるための検査であるなどと説明する。大腸の中がきれいになっていないと検査に時間がかかったり、微小な癌やポリープをみつけることや正確な診断ができなくなるので前処置は重要であることを十分理解させる。そのうえで前処置の内容と実際上の注意点を被検者によく納得させる。

　日頃常用している薬がある場合、その服用について説明する。抗凝固剤は服用していると生検やポリペクトミーが行えなくなるので、十分チェックしておく。当日朝は絶食なので糖尿病薬は服用しないように、またインスリン注射はしないように注意する。高血圧・心臓の薬は当日の朝服用してもよく、日頃服薬している便秘薬は続けて服薬する。便秘を引き起こし前処置を不良にする制酸剤、抗コリン剤、抗うつ剤などは可能なものは数日前より中止する。

　大量等張マグコロールP法は腸管洗浄液PEG法と同様に検査前日の食事は原則として自由である。しかし消化が悪く腸内に停滞しやすいもの、例えば繊維の多い野菜、海草類、コンニャク、キノコ類は摂取しないように指導する。その点検査食併用であれば説明の手間が省かれる。

　文字だけの事務的な説明書を被検者に渡すだけでは理解できないので、実際に下剤や検査食の実物を見せてわかりやすく懇切丁寧に説明する。なおこれらの説明は実際に大腸内視鏡検査に従事している看護師ないし内視鏡技師が行うと理解しやすい。前処置の説明にポリペクト

ミー後の診療計画も加えたクリニカルパスを作製しそれを見せながら説明するのもよい。

(林　繁和)

文献

1) 今西　清, 筒井秀作, 福崎隆明, ほか：クエン酸マグネシウム製剤の等張水溶液飲用による経口腸管洗浄法. 基礎と臨床 24：7524-7534, 1990.
2) 林　繁和, 荒川　明, 加納潤一, ほか：マグコロール P 等張液を用いた大腸検査前処置法の検討. Ther Res 12(Suppl 2)：586-591, 1991.
3) 林　繁和, 西尾浩志, 葛谷貞二：検査食「エニマクリン CS」とマグコロール P 等張液を用いた大腸検査前処置法の検討. 日本大腸検査学会誌 18：343-346, 2001.
4) 林　繁和, 栗田恭充, 加納潤一, ほか：粉末製剤マグコロール P を用いた大腸検査前処置法の検討. Ther Res 10(Suppl 1)：161-166, 1989.
5) 河口　健, 佐藤正弘, 星　一, ほか：MagcorolP と Laxoberon 2 回法の比較. Ther Res 10(Suppl 1)：167-170, 1989.
6) 林　繁和, 加納潤一, 篠邉　泉, ほか：マグコロール P 等張液を用いた大腸検査前処置法の検討；ラキソベロン 20 ml 併用による等張液減量の試み. Ther Res 16(Suppl 2)：S 418-422, 1995.
7) 桜井俊弘, 宗　祐人, 八尾建史, ほか：マグコロール P 等張液による経口腸管洗浄法の評価. 臨牀と研究 72(10)：213-220, 1995.
8) 前谷　容, 菅野　聡, 押谷伸英, ほか：コンセンサス・ミーティング④大腸内視鏡前処置の評価判定基準. 日本大腸検査学会誌 19：6, 2002.
9) 黒澤　進, 荻原壯一郎, 海老原徹雄, ほか：大腸検査前処置前後の呼気中メタン, 水素ガスの変化；大腸洗浄度との相関について. 日本大腸検査学会誌 17：94-99, 2000.
10) 岩井淳浩, 小山　洋, 丹羽寛文：前処置法(3)爆発性大腸ガス. 臨床消化器内科 11：1699-1703, 1996.
11) 中村孝司, 黒澤　進, 屋嘉比康治：大腸検査の前処置法に関する二, 三の考察. 日本大腸検査学会誌 17：3-10, 2000.

3 全大腸内視鏡検査における前処置

（3）大腸内視鏡検査前処置で内視鏡技師が気をつけること

Ⅰ──日本消化器内視鏡技師研究会における大腸内視鏡検査前処置のアンケートより

　第49回日本消化器内視鏡技師研究会のランチョンセミナーに際し、大腸内視鏡検査前処置のアンケート調査が行われた。現在行われている大腸内視鏡検査前処置の傾向を把握するとともに、内視鏡技師の留意すべき点について触れる。

1．アンケート調査の対象

　消化器内視鏡技師の所属する施設に調査票を送付し1施設1回答として集計した。3,430施設に送付し、回答は1,671施設よりあり、回収率は48.7％であった。

2．施設の規模(表16)

　100床以上の病院が多く、実施している大腸内視鏡検査数も多かった。有床診療所の検査件数が若干多いのは消化器専門施設が多いためとみられる。

3．検査前の排便管理

　有効回答1,591施設中96.5％が下剤の服用を、85.9％で食事の指導を、67.1％で水分の摂取を指導している。特に便秘傾向のある被検者に対しての指導に留意していることは重要であり、下剤服用を指示している施設のうち、1,006施設(63.4％)では全例に下剤を投与し、被検者を

表 16．施設規模と大腸内視鏡検査数/月

病床数	施設数	大腸内視鏡検査数
0床	161(10.1％)	40.9±77.0
1～19床	90(5.7％)	49.1±77.1
20～99床	256(16.1％)	39.1±76.9
100床～	1,080(68.1％)	78.2±77.1
有効回答数	1,587	1,571

選別して下剤投与を指示している施設は530例で、選別して下剤服用する判断基準は便秘の既往が88.2%と最も多くみられた。

4．検査前日の食事指導

『すべての被検者に実施している』が1,073施設(66.1%)、『一部の被検者に実施している』が363施設(22.4%)で、食事指導の内容は低残渣食の摂取を勧める(説明、メニュー提示)で、市販の検査食は559施設(39.0%)で実施されていた。

5．前処置を実施する場所

複数回答を可とした設問に曖昧さがあり、最頻値をみると小規模施設ほど自宅での実施傾向にあり、大病院では病院で前処置を実施する割合が高くなっている(表17)。前処置薬を飲用する部屋を専用に設けているかについては、専用の部屋を設けている施設は1/3ほどであり(表18)、飲用専用の部屋を設けることは場所の確保が難しいことをうかがわせる。また、無床診療所の30%は前処置を施設で実施しないと回答しており、自宅で実施するという表17と同じ傾向であった。

6．施設で前処置を実施している理由(表19)

病院施設で前処置を実施する理由として安全性や、最終排液の確認を行い、不良例を減らすためがほとんどの理由である。しかしながら、自宅で前処置を実施する理由(表20)として、施

表 17．前処置の実施場所(複数回答)

選択肢		0床 156施設	1～19床 85施設	20～99床 255施設	100床以上 1,079施設	合計
すべての患者は病院で実施		48(30.8%)	36(42.4%)	126(49.4%)	517(47.9%)	727
すべての患者は自宅で実施		69(44.2%)	17(20.0%)	54(21.2%)	304(28.2%)	444
病院または自宅で実施	患者の希望	60(38.5%)	37(43.5%)	117(45.5%)	451(41.8%)	665
	医師の判断	35(22.4%)	21(24.7%)	67(26.3%)	306(28.4%)	429

表 18．前処置薬を飲む専用の部屋の有無

病床数（施設数）	専用の部屋がある	専用の部屋がない	病院では前処置を実施していない
0床（147）	55(37.4%)	48(32.7%)	44(29.9%)
1～19床（83）	31(37.3%)	41(49.4%)	11(13.3%)
20～99床（249）	68(27.3%)	144(57.8%)	37(14.9%)
100床～（1,050）	338(32.2%)	573(54.6%)	139(13.2%)

(有効回答数：1,529)

設のトイレの数や前処置薬を飲用する場所がないこと、近所であるという人、若い人が多いからという消極的理由が多かった。被検者の希望の中にも病院で実施することに不安を抱えていることがあり、各施設ともに前処置に要するスペースを確保することが難しいことが推察される。また、トイレの数は検査件数1〜99件/月(1,009施設)では2.3±1.8、100件以上(271施設)では3.4±2.2で、1日5件を例にとると2人で1個が必要個数と推定される。しかしながら施設の41.6%でトイレの数が不足しているとの回答がある。

7．施設で実施する前処置薬

病院で前処置を行う場合には、ポリエチレングリコール(Golytely法)が83.1%と多く、クエン酸マグネシウム(マグコロールP法)は27.9%であった。その理由を1つだけ挙げるとGolytely法では洗浄度が最も優先され、安全性、飲みやすさと続いた。マグコロールP法は飲みやすさが最も重視され、洗浄度がそれに続いた。全体としては、洗浄度が77.6%、飲みやすさ21.1%と続き、前処置不良による検査精度の低下が重要と考えられた(表21)。また、それぞれの方法において患者受容性の印象について、○良好、△まずまず、×悪いの3段階で回答して頂き、最も頻度の多い項を表22に記した。洗浄度ではGolytely法が良好としたものが多かっ

表 19. 病院で前処置を実施する理由(複数回答)

①安全性の面から	614(82.0%)
②前処置不良例を少しでも少なくするため(排便確認)	547(73.0%)
③前処置を実施する環境(トイレ、準備室)が整っているから	138(18.4%)
④患者のほとんどが病院での実施を望んでいるから	76(10.1%)
⑤その他	75(10.0%)

(表17ですべて病院で実施すると回答した施設)

表 20. 自宅で前処置を実施する理由(複数回答)

①検査は午後からがほとんどだから	242(52.8%)
②病院の施設の環境(トイレ、準備室)が整っていないから	228(49.8%)
③患者の背景(近所の人、若い人が多いから)	173(37.8%)
④患者のほとんどが自宅での前処置を望んでいるから	111(24.2%)
⑤看護師の数が少ないから	48(24.2%)
⑥その他	10(2.2%)

(表17ですべて自宅で実施すると回答した施設)

表 21. 施設で最も多く実施する前処置薬のベース薬と選択理由

前処置薬	回答数(率)	順位①	順位②	順位③	順位④	順位⑤
ポリエチレングリコール液	1,345(83.1%)	洗浄度 1,117(85.4%)	安全性 194(14.8%)	飲みやすさ 106(8.1%)	コスト 79(6.0%)	その他 73(5.6%)
クエン酸マグネシウム液	452(27.9%)	飲みやすさ 245(56.2%)	洗浄度 191(43.8%)	安全性 54(12.4%)	コスト 21(4.8%)	その他 30(6.9%)
その他 (ピコスルファートナトリウム液)	94(5.8%) (39施設)					

たが、味および量ともに Golytely 法はマグコロール P 法に比べて不評であった(表 22)。

8．前処置薬の服用量

ポリエチレングリコール液は 1,561.4 ml±583.9 ml。クエン酸マグネシウム液は 1,054.5±755.6 ml とポリエチレングリコール液が有意に多い服用量であるが、単独に使用した場合はポリエチレングリコール液で 1,960.0±551.8 ml、クエン酸マグネシウム液で 1,317.8±836.3 ml とさらに 25％ほど服用量が多くなった。

9．検査前日から当日にかけての前処置薬使用状況の調査(表 23)

前日、当日にわたって主たる薬剤の単独投与のみの施設が多い。前日に下剤を併用し、当日に消化管運動調整剤や下剤を併用する施設は処方のばらつきから集計値に現れてこないが、さらに減量できると考えている施設は 27.9％ある。内容としては下剤の併用や前日の食事制限、多量の水分摂取が考えられるが、被検者の受容性として飲用量をより少なくすることは可能であるし、その努力は続けるべきである(表 24)。

表 22．主な前処置薬―クエン酸マグネシウムとポリエチレングリコール飲用の印象
各設問に最も多かったものの割合(○：良好、△：まずまず、×：悪い)

前処置薬	味	量	洗浄度	気泡	嗜好度	安全性
ポリエチレングリコール液	× 974/1,480 65.8%	× 1,235/1,478 83.6%	○ 821/1,476 55.6%	○ 873/1,398 62.4%	× 888/1,454 61.1%	問題なし 1,006/1,433 70.2%
クエン酸マグネシウム液	△ 604/1,044 57.9%	△ 690/1,030 67.0%	△ 607/1,000 60.7%	○ 689/903 76.3%	△ 619/1,011 61.2%	問題なし 787/985 79.9%

表 23．主な前処置法別処方施設(順位 10 まで)

	前日	当日
①241(17.60%)	下剤	PEG
②231(16.87%)	L	PEG
③187(13.66%)	―	PEG
④ 69(5.04%)	MGP	PEG
⑤ 56(4.09%)	MGP＋L	PEG
⑥ 54(3.94%)	L＋下剤	PEG
⑦ 50(3.65%)	下剤	PEG＋運動調整剤
50(3.65%)	L	MGP
⑧ 47(3.43%)	MGP＋下剤	PEG
⑨ 39(2.85%)	下剤	MGP
⑩ 31(2.26%)	L	PEG＋運動調整剤

有効回答数：1,369
(L：ピコスルファートナトリウム液、MGP：クエン酸マグネシウム液、PEG：ポリエチレングリコール液)

表 24. 現在の前処置法の服用量を減らせると思っているか

選択肢	回答数(率)
服用量は多いと思うが、検査のためには仕方がない	751(43.8%)
減量できると思っている	434(27.9%)
これ以上減量できるとは思わない	371(23.8%)

表 25. 最終排液を確認する者(複数回答)

選択肢	回答数(率)
技師・看護師	1,069(68.1%)
患者(自己申告)	687(43.8%)
その他	39(2.5%)

(有効回答数：1,570)

表 26. 再検となる場合の主な理由(複数回答)

選択肢	回答数(率)
①前処置薬の服用量が多くて飲めなかった	447(40.3%)
②服用中の患者の症状のため	444(40.1%)
③便秘・排便機能低下による排便不良	173(15.6%)
④残渣・残便	116(10.5%)
⑤最終排便の未確認	59(5.9%)
⑥その他	68(6.1%)

10. 前処置薬服用後の最終排液の確認

　前処置薬服薬後の最終排便の確認をしているのは1,479施設(92.1%)、確認していないが126施設(7.9%)であった。最終確認を行う者は、1,069施設(68.1%)で内視鏡技師・看護師であり、被検者自身の申告によるものが687施設(43.8%)であった(表25)。最終排液のエンドポイントは無色あるいは黄色で残渣なしとする施設が最も多く983施設61.1%であったが、黄色透明415施設(25.8%)、無色透明195施設(12.1%)と文字では判断に迷うこともあり、写真などで例示することが望ましい。また、最終排液確認により洗浄不足の対処法は浣腸83.9%、前処置薬の追加投与17.4%、洗腸5.4%と回答された。

11. 前処置不良となり再検査となる割合

　月あたり平均で0.7±1.3例であり、その原因として考えられるものは患者の状態によるものが50%になるが、服用量が多くて飲めなかったものおよび服用中の症状のためが各々40%になり、最終排液の確認を実施しなかったためと回答したものが5.9%と少ない割合ながら理由として挙げられた(表26)。

表 27. 前処置法を評価する際の評価基準の優先度

順位	評価基準項目				
1位	洗浄度 (1,338)	患者受容性	前処置時間	コスト (7)	気泡の有無 (3)
2位	患者受容性	前処置時間	前処置時間	洗浄度 (193)	コスト (35)
3位	前処置時間	患者受容性	気泡の有無	コスト (134)	洗浄度 (62)
4位	気泡の有無	前処置時間	コスト (357)	患者受容性 (204)	洗浄度 (4)
5位	コスト (886)	気泡の有無	前処置時間	患者受容性 (7)	洗浄度 (0)

12. 前処置法の評価基準(表27)

　洗浄度を1位に挙げた施設は1,338施設で最も多く、内視鏡検査の目的としては当然の結果と考えられる。被検者受容性と前処置時間を2位、3位に挙げる施設が多くみられるのも**表21**の前処置薬の選択基準とほぼ一致している。

II──●内視鏡技師が気をつけること

要点

① 問診票、説明書、同意書をセットとする。
② 食事制限をする場合、食べてよいもの、悪いものを具体的に例示する。
③ 前処置のチェックリストを用意する。
④ 自宅で前処置薬飲用を行う時や、高齢者、理解力の少ない被検者には連絡先を明示する。
⑤ 前処置薬飲用の場所はできるだけ専用の部屋が望ましく、音楽や照明などリラックスできる環境を整える。
⑥ 排便状態が理解できる図解や写真を作成しておく。

解説

　大腸内視鏡検査を受ける患者の場合、病気への不安と同程度に前処置、検査の辛さへの不安も大きい。前処置までの過程で不安を軽減する工夫は最も大事なことに挙げられる。特に排便行為には羞恥心をもったり、口に出せない患者も多いことから、話しかけることと目配りが不安の軽減につながる。

1．問診票、説明書、同意書

　患者の全身状態、腹部の手術既往や狭窄の有無をチェックすることも必要であるが、最近の食欲の様子や、睡眠の状況、特に排便状態の把握は重要である。問診票や説明用紙には担当者のサインをする。

2．食事

　具体的に食べてよいもの、悪いものの食材が記されたリーフレットを作成する。
　自宅で調理できない患者のためには、検査食あるいはコンビニや総菜売り場で手に入れられるものを工夫して摂取できるリーフレットも用意する。

3．自宅で前処置薬を飲用する場合

　排液の状態を理解できる写真を載せたリーフレットを用意し、飲用開始から終了までのチェックリストを記載してもらう。

4．問い合わせ先

　自宅で前処置薬を飲用する場合や、検査前日の処置で不調をきたした患者、理解力の落ちている高齢者に対しては、説明用紙、チェックリストに問い合わせ先を明記することが必要である。緊急の場合にも常に対応できる体制が必要である。

5．専用室の確保

　前処置薬飲用の専用の部屋を用意することは施設の事情もあり困難な場合が多いが、極力ほかの患者と交差しない、またリラックスしたり、軽い運動ができるスペースを確保する。頻回にトイレに通うため、トイレまでの動線も短くなる工夫を施設へ働きかけることが必要である。

6．トイレ

　トイレには洋式便器と和式便器の2種類が用意できると、特に高齢者には望ましい。当初は洋式を用い、最終排液は和式便器を使用できるような配慮が必要である。病院で前処置を行う時のチェックリストには腹部症状および血圧、脈拍の項目は不可欠である。

7．排液の最終確認

　技師・看護師が直接行う方が確実で安心する。トイレのコールボタンの設置は体調不調をきたした場合も含めて必須である。

おわりに

　大腸内視鏡検査の前処置は1.5〜3時間を要し、また頻回にトイレに通わなくてはならない苦痛な時間である。被検者に話しかけたり、軽い運動をするよう働きかけ、被検者を孤独にさせないよう心がけることが重要である。

（田村君英）

文　献

1) 緒方晴彦, 今枝博之：大腸内視鏡検査前処置アンケート調査報告書. 日本消化器内視鏡技師研究会ランチョンセミナー, 2002.
2) 松平美貴子, ほか：大腸内視鏡検査前処置法の腸管内洗浄効果および受容性に関する検討. J Colon Exam 19：127-133, 2002.

4 注腸 X 線検査における前処置

I ── 注腸 X 線検査の基本的な方法

　大腸 X 線検査には、造影剤の注入の仕方により経口法と注腸法が、撮影方法として一重造影法と二重造影法がある。診断精度の点から注腸法および二重造影が大腸 X 線検査の gold standard とされ、現在大腸 X 線検査といえば注腸二重造影方法を意味する。二重造影法の前処置は、腸管内容物を物理的に排出させるわけであるが、被検者の苦痛、医師・医療従事者の煩雑さ、費やす時間などの問題がある。現在まで改良を積み重ねられ、ヒマシ油と洗腸法が中心から、食事制限と下剤の有効な組み合わせにより行う現在の Brown 法に変化してきている。

1．Brown 法以前の二重造影法と前処置

　ヒマシ油の下剤効果と洗腸(浣腸)による前処置で、二重造影法を確立させたのは、Fischer と Welin である。第 1 章に記述してあるが、簡単に要点をまとめると下記の如くになる。

■1 Fischer 法[1)2)]

標準的な前処置の流れ

① 下剤としてヒマシ油を使用し便を排出させ、検査前に洗腸により可能な限り排出させる。
② バリウムは低濃度で、右側結腸まで十分に注入し、充満法で撮影する。さらに、便を排出後、空気を入れ二重造影法で撮影する。
③ Weber により改良が加えられた。

❷ Welin 法[3)4)]

標準的な前処置の流れ

① 前日ヒマシ油による下剤で便を排出させ、当日検査前に腸洗を行う方法で Fischer 法と同じ方法である。
② 高濃度バリウムを使用し横行結腸まで充満させ、その後排出させて、2度目のバリウムの注腸を行い、二重造影を撮影する。

解説

　前処置は、前日に低残渣食をとりヒマシ油を下剤として使用し便を排出させ、検査当日微温湯を用いた浣腸による腸洗浄を行った。ヒマシ油は検査前夜の夕食後、午後9時頃に30〜40 ml を多量の水と一緒に服用する。微温湯は500〜1,000 ml を用い、イリガトールにより注入し、その後排泄させた。この行為を、3回ほど行うか排泄された洗浄液が綺麗になるまで行った。水（微温湯）による洗腸（浣腸）が多いが、タンニン酸を加えた水を使用しているところがあった。洗腸後の大腸粘膜は湿状態にあり粘膜の像を描出するのには適さないので、二重造影を撮影するためには、浣腸を行ってから液が吸収あるいは排出されるのに1〜3時間待つことが重要であった[5)]。

　撮影法は、古くはバリウム充満による一重造影が主であったが、その後二重造影の方が診断的価値が高いことが認識され二重造影法が主に行われるようになった。この前処置は患者のみならず、検査を施行するものにとっても大変な労となっていた。しかし、その労に対して、水分の残存が多く診断価値の高い画像が常に得られるとは限らないなど問題点があった。

2．Brown 法による前処置[6)7)]

要点

① 食事制限（低残渣・低脂肪食）
② 塩類下剤
③ 多量の水分摂取

解説

　新しい前処置の考え方で、低残渣・低脂肪の食事制限を行い、前日の下剤は塩類下剤と接触性下剤の2つの組み合わせにより行い、多量の水分摂取により腸内容物の排出を可能にした前処置方法である。この方法は、当日の洗腸を行わなくても腸内容物の残存が少なく、今までと比較して腸粘膜が乾燥した注腸 X 線検査が可能となった。これにより、注入したバリウムを排出しない one stage method での二重造影法が行われるようになった。

表 28．Brown 法による前処置

			チェック
検査前日	午後 12 時	昼食 　肉汁スープをコップ 1 杯、クラッカー 　白身の鶏肉か七面鳥のサンドイッチ（バター、レタスなどは添えない） 　リンゴかブドウのジュースをコップ 1/2 杯 　あっさりしたゼリー（クリーム、フルーツなどは含まない）1 人前 　スキムミルクをコップ 1 杯	□
	午後 1 時	グラス 1 杯以上の水を飲む	□
	午後 3 時	グラス 1 杯以上の水を飲む	□
	午後 5 時	夕食 　肉汁スープをコップ 1 杯 　リンゴかブドウのジュースをコップ 1/2 杯 　あっさりしたゼリー（クリーム、フルーツなどは含まない）1 人前	□
	午後 7 時	グラス 1 杯以上の水を飲む	□
	午後 8 時	11 オンスのクエン酸マグネシウム（冷）を飲む（4 オンス 12 ml）	□
	午後 10 時	Dulcolax® 3 錠をグラス 1 杯以上の水で飲む	□
	午前 0 時	グラス 1 杯以上の水を飲む	□
検査当日	午前 7 時	グラス 1 杯以上の水を飲み、Dulcolax® 座薬を挿入	□

　ブラウンは表 28（原法の日本語訳）のような指示箋により、患者は食事制限および下剤服用を行い、チェック欄を設けて、実際に行えた内容を確認した。

　Brown による方法は、①24 時間前より流動食による制限、②水分摂取、③12～14 オンスのマグネシウム塩を前日の昼食後に服用し、夕食に下剤 Dulcolax® を 2～3 錠と、検査当日の朝 Dulcolax® 座薬を使用する（1 オンスは約 28.34 g）。

　この方法は、外来患者および歩行可能な入院患者には良好な前処置を得ることができた。しかし、寝たきりの人、特に高齢や便秘の人には、うまくいかなかった。これらのケースでは、2～3 回この前処置を行う必要があった。二重造影法の進歩により、より厳密な前処置が求められた。

◼ 日本での Brown 法の取り組み

　Brown が東京の第 12 回国際放射線会議で The direct air contrast colon examination と題して、細かい前処置の指示による大腸二重造影法を発表した内容は、日本の大腸 X 線撮影を行う医師に与えた影響は強く、日本人の食生活に合うように改良された。海老根精二によると 1974 年 12 月に第 1 回大腸検査食研究会が開かれ白壁、窪田、梅田、吉川、丸山、有森、海老根らが出席した。翌年 2 月に下記の臨床試験用検査食がつくられている。

臨床試験用検査食

①朝：味付け粥（味噌味）300 g、梅干しペースト 10 g、麩入りすまし汁 4.8 g
②昼：味付け粥（味噌味）300 g、梅干しペースト 10 g、味噌雑煮 23.6 g

4．注腸 X 線検査における前処置

表 29．主要検査食一覧

商品名	インテスクリア®	ボンコロン®	サンケクリン CA®	エニマクリン®	ダブルスペース DX®	コロノスーパー®
製 造	日清キョーリン製薬	大塚化学	三和化学研究所他	江崎グリコ	太陽化学	テイコクメディクス他
販 売	日清キョーリン製薬	大塚製薬	三和化学研究所	堀井薬品	カイゲン	テイコクメディクス
価 格	1,900 円	1,500 円	1,500 円	1,550 円	1,800 円	1,800 円
朝 食	白粥（レ） 梅干しふりかけ（乾） 旨煮（レ） 味噌汁（乾）	白粥（レ） 梅干し（乾） 味噌汁（乾）	白粥（レ） 梅鰹ふりかけ（乾） 味噌汁（乾）	白粥（レ） 鮭ふりかけ（乾） 味噌汁（乾）	白粥（レ） 梅干し（乾） 味噌汁（乾） かき玉子（乾）	鶏雑炊（レ） おつゆじゅんさい
昼 食	濃厚流動食 クッキー4枚	味付粥（レ） ふりかけ（乾） すまし汁（乾）	紅鮭粥（レ） すいもの（乾）	味付粥（レ） 鰹ふりかけ（乾） すまし汁（乾）	玉子粥（レ） すまし汁（乾）	とん汁うどん プレミアムクラッカー
間 食	飴2個	なし	カルピスオレンジ（粉） 粉末紅茶（粉） クッキー2個 あめ湯（粉）	清涼飲料2袋（粉） ビスケット キャンディー2個	ゆでうどん（レ） ゼリー2個 ラスク3枚 キャンディー3個	コンソメスープ プリン クリスプブレッド
夕 食	白粥（レ） 鰹ふりかけ（乾） 味噌汁（乾）	ポタージュスープ（レ） 清涼飲料水（粉）	ポタージュスープ（粉）	ポタージュスープ（乾）	ポタージュスープ（粉）	ポタージュスープ（粉）
翌朝食	なし	なし	なし	なし	なし	コロノフレッシュ
熱 量	1,044 Kcal	410 Kcal	842 Kcal	857 Kcal	899.9 Kcal	1,241.9 Kcal
蛋白質	25.9 g	11.3 g	13.8 g	12.7 g	16.7 g	31.5 g
脂 質	26.9 g	8.6 g	12.9 g	12.7 g	12.1 g	33.4 g
糖 質	174.2 g	100.4 g	165.4 g	172.9 g	180.6 g	201.4 g
繊 維		0.4 g	0.5 g	3.2 g	9.2 g	0.4 g
灰 分	10.6 g	8.9 g		8.6 g	15.1 g	15.4 g
塩 分	7.6 g	8.7 g	10.0 g	2.9 g	11.1 g	12.1 g

＊レトルトパウチ食品：（レ）　乾燥品：（乾）　粉末：（粉）

③夕：チキンポタージュスープ 220 g，スキムミルク 20 g，粉末オレンジドリンク 20 g
④これに改良を加え大腸検査食ボンコロン® が登場した。

解 説

排便行為は通常1～3日に1回みられ、食事摂取後1～2日後に肛門より排出される。前日の食事を低脂肪低残渣食にし便を液状にすることにより、検査前日に使用する下剤による排出を容易にする方法を Brown が考案した。日本では各施設で Brown に準じたさまざまな食事が考えられていたが、レトルトパウチ食が発売されてからはそれを利用するところがほとんどである。現在販売されているレトルトパウチ食は表29の如くである。カロリーが少なく空腹に伴う愁訴がみられ、特に老人や糖尿病患者では慎重な配慮が必要である。空腹感が強い時には、ビスケット、クッキー、ジュース、スープなどを補給していただく必要がある。この食事制限は通常の排便がある患者での前処置方法なので、頑固な便秘患者では長時間溜った便が栓の役

目をなし前処置が困難となる。頑固な便秘患者では、前処置を行う前に貯留する便を少なくしておく必要がある。

　下剤は2種類用い、塩類下剤による腸管内容物の増量と接触性下剤による運動亢進により便の排出を行う画期的な前処置法である。塩類下剤の効力は、ラットでの50％瀉下効果発現時間は、高張液投与群で4.8時間、等張液投与群で2.6時間であり(堀井薬品社内資料)、ヒトでは3〜10時間以内に下痢が起こる。小腸内で便の水分含有量を増やし、流動性の高い形状で大腸内へ送り込まれる。流動性の高い液状の状態で大腸の運動亢進を起こさせ、排便させる。浸透圧下剤はクエン酸マグネシウム剤が一貫して用いられ、飲みやすさの改良とともに液剤から粉末剤へ変化した。効率よく腸管内容物を排出させるために、接触性下剤をクエン酸マグネシウム服薬2時間後に飲むことにより、液状に増加した腸管内容物を運動亢進により肛門側に送ることができる。通常は、翌日早朝に排便をきたすが、腸管運動の活発なヒトや薬剤への反応のよいものは深夜に排便をもよおす場合もある。この2種類の下剤の組み合わせにより、今までより少ない腸管内容物と適度の粘膜の湿潤度ができ、バリウムとの組み合わせにより診断能の高い画像が得られる。検査前日の必要な水分量の記載はないが、一般的には1,400〜1,500 mlといわれ、浸透圧下剤および接触性下剤の効果が十分に発揮される。

　接触性下剤 Ducolax® は、日本ではコーラック®、テレミンソフト®座薬がある。コーラック®は家庭薬となり、現在、その代わりにラキソベロン®を使用するところが多い。服薬する下剤量の軽減あるいは頑固な便秘患者では工夫が必要である。検査当日排便終了後、病院へ来院されるが、下部大腸に残渣がみられることがある。検査直前にこれらの腸管内容物を排泄させることによりより診断価値の高い二重造影像が得られる。検査直前30分前に新レシカルボン®座薬を用いて行い、腸管残渣物を排泄させている。浣腸で行っている施設もあるが、乾式の方が優れていると考えている。

Brown 法の特徴

① 腸管洗浄に費やされた医療側の労力や被検者の負担が軽減され被検者の生理運動を利用した前処置法である。
② 検査当日の朝に前処置が終了しているので注腸X線検査が連続して行える。
③ 得られる二重造影が今までのものより優れている。
④ 注腸検査手技が単純化し、one stage method で行える。

2 現在の標準的な前処置

解説

　福岡大学筑紫病院(図27)ではBrown法による前処置に準じ行っており、検査前日の食事を低脂肪低残渣のレトルト食品によりとることで被検者への食事の説明を省略した。松川らの方法[10]に準じて前日の昼食・夕食後に腸管運動亢進薬を服用することにより摂取した食事をより早く大腸内へ進めるようにし、下剤の効果がより発揮でき、不快な症状を減じることができた。

4．注腸X線検査における前処置

		指　　　　示
検査前日	午前7時	検査食エニマクリンの朝食をお召し上がりください。
	午前10時	コップ1杯の水（または湯茶・スポーツ飲料）をお飲み下さい。
	正　午	検査食エニマクリンの昼食をお召し上がりください。
	午後1時	ガスモチン1錠をコップ1杯の水でお飲みください。
	午後3時	検査食エニマクリンの間食をお召し上がりください。
	午後6時	検査食エニマクリンの夕食をお召し上がりください。食後にガスモチン1錠をコップ1杯の水でお飲みください。
	午後8時	粉薬（マグコロールP®）75gを750mlになるまで水に溶かして、その中に水薬（ラキソベロン®）を5ml入れて30分以内にお飲み下さい。※直後に水をコップ3杯飲んで下さい。
当日	午前7時	座薬を2個肛門に入れる。

大腸X線検査準備表
　　　　　　科　氏名　　　　　殿
大腸検査は腸内を完全に空にしておかなければなりません。
正確な診断を受けるために、次の指示を正しく守ってください。

☆牛乳、生クリーム、粉末クリーム、炭酸飲料およびジュース、抹茶、キャラメルなどは、とらないでください。
☆のどの渇きや空腹に耐えられない方は、次のものをとってください。

水、お茶、スポーツ飲料、砂糖水、砂糖を入れた紅茶、氷砂糖、透明なあめ玉

※この用紙とボトルは検査当日内科外来へお持ちください。

エニマクリン
350194-02
　　　　　　　　　　　　　　　　　　　福岡大学筑紫病院

図 27．福岡大学筑紫病院での前処置の実際

2種類の下剤を同時に服用させている。

　三重県立志摩病院(図28)、三重大学附属病院(図14、33頁)ではBrown原法の食事をレトルトパウチ食に代え、食事の説明を省略化し、前日夜の接触性下剤をラキソベロン® 10 mlに変更している。検査30分前に、新レシカルボン®座薬を挿入し、下部大腸に残存している腸管内容物を排泄し注腸X線撮影検査に入る。前処置は被検者自身で行ってもらうために、被検者にわかりやすく図示しながら説明を加えている。検査予約日に行うこと、検査の指示表、検査前処置についての注意、検査当日の案内を1つのパンフレットとしている。また、三重大学附属病院当日のオリエンテーションとして、検査前、検査中、検査後の被検者体験(模擬患者)シミュレーション映像を8分のビデオで被検者に見てもらっている。

注腸透視を受けられる患者さんへ

　　　　月　　　日　　　時　　　分

　　　　　　　科へおこしください。

この検査は肛門から大腸の中へバリウムと空気を入れて、大腸のX線写真をとります。

大腸の中をからっぽにする必要があるため、食事を制限させていただきますので、パンフレットをよく読み必ず守ってください。

1. 前日から検査食と下剤をとっていただきます。（指示表）
2. 3日以上便通がない人は、担当医に申し出てください。担当医が下剤などにより便通を調整します。
3. 大腸の動きを弱める注射を使用します。次の病気がある方は申してください。

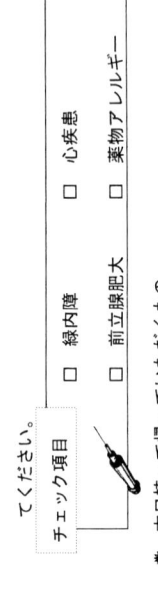

チェック項目
□ 緑内障　　　　□ 心疾患
□ 前立腺肥大　　□ 薬物アレルギー

※ 本日持って帰っていただくもの。

注腸食（エニマクリン）　マグコロールP　ラキソベロン

指示表

日	時間	注意事項	
前日	朝食	検査食の朝食用を召し上がってください。	
	10時頃	コップ1杯（200cc）以上の水（*水分について）を飲んでください。	
	昼食	検査食の昼食用を召し上がってください。	
	15時頃	コップ1杯（200cc）以上の水（*）を飲んでください。	
	夕食	検査食の夕食用を召し上がってください。	
	20時頃	下剤（マグコロールP）を150mlの水に溶かしてよくかき混ぜて飲んでください。冷蔵庫で冷やすと飲みやすくなります。	
	21時頃	ラキソベロン1本をコップ1杯の水に入れ飲んでください。	
当日	就寝前	コップ1杯（200cc）以上の水（*）を飲んでください。	
	起床時	コップ1杯（200cc）以上の水（*）を飲んでください。	
	朝食	絶食です。水以外に何も口にしないでください。	

図 28．三重県立志摩病院での前処置の実際（その1）

4．注腸X線検査における前処置

(※) 水分について

大腸をきれいにするために、検査前日は、たくさん水を飲んで下さい。
左の指示表の時間以外にも飲んでください。
(たくさん水を飲まないと、下剤を服用しても腸がきれいになりません。)

飲んでよいもの
水
ジュース (炭酸飲料　スポーツドリンク　カロリーメイト　など普通のジュース)
お茶
コーヒー｜ミルク抜き
紅茶｜レモン抜き
さとうはよい

飲んではいけないもの
牛乳
乳酸菌飲料
(ヤクルトなど)
果汁のジュース
粒のあるジュース

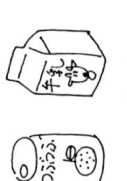

● 空腹に耐えられない方は、腸に残らない下の食品を適時とってください。

検査前日、当日とも良いもの
あめ玉　氷さとう

検査前日の夕食まではよいもの
クラッカー (ナビスコ)
コロンクリームの間食用
と同じものです。
カロリーメイト (大塚製薬)

● 検査当日の朝、水のような便が数回出ますが、できるだけ排便してください。
下剤を飲むと腸閉塞をきたす恐れがあります。内服後に嘔吐を繰り返す
など、体調が持たすくれない方は、志摩病院救急外来受診してください。

● 当日は・・・・
1. 来院直後に座薬 (新レシカルボン座薬2本) を使用していただきます。
この座薬は、直腸内の糞便を排出役目ですので、座薬挿入後10～15分
後に排便してください。

2. お持ちいただくもの。
・下着1枚
・タオル1本

● 検査終了後は・・・・

1. 検査終了1～2時間後より、食事をなさっても結構です。
2. 水分を多めに取ってください。
3. バリウム便 (白色便) がでますが心配はいりません。
4. 検査2時間後に下剤 (プルセニド2錠) を飲んでください。
5. 検査後に、腹痛、膨満、嘔吐などの症状がありましたら、本院救急外来ま
で連絡してください。

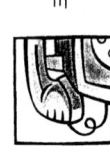

三重県立志摩病院　代 (0599) 43-0501
中央放射線部　透視室

図28．三重県立志摩病院での前処置の実際 (その2)

3 Brown 法に腸管蠕動薬を加えた方法[9]

【検査前日】

　午前 8 時：検査食

　午前 10 時：200 ml 以上の水

　午後 12 時：検査食

　午後 1 時：bisacodyl® 15 mg
　　　　　　シサプリド® 7.5 mg

　午後 4 時：200 ml 以上の水

　午後 6 時：検査食
　　　　　　シサプリド® 7.5 mg

　午後 8 時：マグコロール P® 等張液*

【検査当日】

　検査 7 分前に抗コリン剤 IM

　　　　　＊等張したマグコロール P® 溶液を体重 1 kg あたり 25 ml 投与

解説

消化管運動亢進薬を使用して、下剤による腸管内容物の排泄を容易にし、より残渣物を少なくする方法である。シサプリド® は現在日本で使用されておらず、ガスモチン® が使用されている。

4 マグコロール等張液[11]

【検査前日】

　朝食：検査食(レトルト食品)

　午前 10 時：コップ 2 杯以上の水を飲む

　昼食：検査食

　午後 3 時：コップ 2 杯以上の水を飲む

　夕食：検査食

　午後 7 時：コップ 2 杯以上の水を飲む

　午後 8 時：マグコロール P®（50 g）を 900〜1000 ml の冷水で溶かし 30〜60 分の間に全量飲む

　午後 10 時：コップ 2 杯以上の水を飲む

　午後 11 時：ラキソベロン® 10 ml をコップ 1 杯の水で溶かし飲む

【検査当日】

　午前 7 時：コップ 1 杯以上の水を飲む

> **解　説**

　服用量が 900 m*l* と多く、検査時に水様残渣物が残ることがある。対処方法としてバリウム濃度を濃い目にする。

5 頑固な便秘など排便不良例に対する前処置

　3 日以上排便がない頑固な便秘患者では、通常の前処置を行っても十分な腸内容物のクリーニングができない場合がある。このような頑固な便秘患者に大量の下剤を使用すると腹痛、腹部膨満感、悪心・嘔吐、時には腸閉塞をきたすことがあるので注意が必要である。最近の徐々に進行する頑固な便秘では、腸管の狭窄を考慮に入れ、腹部 X 線写真、CT などの検査を行い腸閉塞の有無を確認する必要がある。腸閉塞の疑いのある場合には、前処置なしで S 状結腸鏡あるいは肛門からのバリウム（あるいはガストログラフィン）注入による診断行為を行ってみる。あるいは、CT により、狭窄・腸管腫瘍の有無を検査する。3 日に 1 回排便がみられるものより頑固な慢性便秘には、直腸診を行い直腸内の状態と便の性状をみた後、食事指導、下剤、浣腸などで便通をつけ少なくとも 2 日に 1 回程度になってから、注腸検査の前処置を行う。

　これらの対処によっても、便秘が是正されない場合には、浣腸および洗腸により大腸下部に存在する腸管内容物を排泄し、S 状結腸鏡で下部大腸の観察を行い、深部は可能な部位までの肛門からのバリウム注入による診断行為を行う。S 状結腸鏡後の CT が診断の役に立つことがある。

6 当日の残渣物に関する対策

1）検査 60 分以内の座薬による残渣物の排出

　いかなる厳重な前処置を行っても、検査時に何らかの腸管内容物の残存がみられることがある。Brown 法以来腸管に残存する内容物は少なくなったが、直腸・S 状結腸と右側の深部大腸に残渣内容物がみられる。検査前に行う座薬やグリセンリン浣腸で排出できる残渣物は直腸・S 状結腸に残存するものである。Brown 法では Ducolax® 座薬を使用し残渣物の排出が試みられている。日本ではテレミンソフト® 座薬や新レシカルボン® 座薬が使用されている。新レシカルボン® 座薬による検討を行ったところ、検査 60 分前にまでに座薬による排出を追加したものは、直腸・S 状結腸部の残渣物が少ないことを報告した。使用方法としては、被検者自身あるいは看護師により挿入し、15 分ほど我慢をして排出をしてもらい、便の排出があれば再度挿入する。挿入後検査までの時間が 1 時間以上あけば直腸内残渣物は再び増加する[12]。浣腸（グリセリン）で行う方法もあるが、座薬に比べて水様物が残ることがあり、二重造影法のためには座薬の方が望ましいと考える。

2）右側結腸での大量の残渣物

　検査前に判定するのは、立位の X 線透視像が便利で、空気像、腸管の拡張像などより検査前の対策を考慮する。検査直前の腹部 X 線像観察で右側結腸での大腸の液状残渣物がみられる場合には、高濃度のバリウムを使用し、残渣物と混ざっても撮影に適したバリウム濃度を維持で

きるようにする。我々の施設では、通常検査で約 60 W/V％のものと約 80 W/V％のものを用意している。

もう1つの方法として二重造影に使用するバリウムの量を多く使用し、体位変化などを多用して、バリウムと残渣物を一緒に洗うようにして横行結腸に流し込むようにして撮影する。撮影技術により、残渣物を移動させようとする努力である。

3）自動注腸器

タカネ式自動注腸器、カイゲンの自動注腸器があり、肛門より空気・バリウム注入、吸引が可能な装置である。二連球バルーンカテーテルを用いて肛門に固定されており直腸下部は撮影できないが、撮影しながら適時空気・バリウムの注入吸引が可能である。体位変換中にもバリウム・空気の調節が可能で、遠隔操作で行えるなどの特徴がある。

直腸内に腸内容物の残存がみられてもバリウムとともに吸引が可能である。

７ 前処置評価方法[13]

排便回数：複数回の排便を通じ、固形便、泥状から水様便へと移行する。
最終便性状：排便を始めたころには固形便であるが、泥状から水様便となり、最終的には固形物のほとんどない状態となり、排出する量も少なくなる。
腹部Ｘ線像：立位で腹部Ｘ線像を観察することにより判断できる。大腸内容物が少ないのが最良である。腸管内容物が残存する場合には、液状物質とガスであり、それらを含んだ腸管の観察が可能である。大腸ガス像がみられる場合にはその像から前処置の状態を判断する。
０型：大腸ガス像なし
Ⅰ型：大腸ガス有、液面の形成がない
Ⅱ型：大腸ガス有、ⅠとⅢの中間
Ⅲ型：大腸ガス有、明らかな液面の形成を認める

（吉村　平、松井敏幸、海老根精二）

文　献

1) Fischer AW：Uber eine neue Roetgenologische Untersuchungsmethode des Dickdarms；Kombination von Kontrasteinulauf und Luftaufblahung. Kin Wschr 34：1595-1598, 1923.
2) Weber HM：A method of the roentgenologic demonstration of polypoid lesion and polyposis of the colon. Rroc Staff Meeting of Mayo Clinic 5：326-327, 1930.
3) Welin S：The double contrast method in ulcerative colitis. Acta radiological(Stockholm) 55：257-271, 1961.
4) Welin S：Results of the Malmo technique of colon examination. JAMA 199：369-371, 1967.
5) Thoeni RF, Margulis AR：The state of radiographic technique in the examination of the colon；survey. Radiology 127：317-323, 1978.
7) Brown GR：High-density barium-sulfate suspensions；An improved diagnostic medium. Radiology 81：839-846, 1963.

8) Brown GR：A new approach to colon preparation for barium enema；preliminary report. Univ Mich Med Bull 27：225-230, 1961.
9) 江原　功，吉村　平：大腸X線検査．医療科学社，東京，1993.
10) 松川正明，ほか：前処置・造影剤・撮影手技．胃と腸 29：17-18, 1994.
11) 柏木秀樹：注腸X線検査におけるマグコロールP等張液前処置法．INNERVISION 15：76-79, 2000.
12) 藤井夕香，吉村平，伊藤紀代子，ほか：注腸検査における新レシカルボン座薬の効果的な挿入について．Ther Res 17：S 371-374, 1996.
13) 島田育廣，結城朋子：注腸X線検査標準化(案)．pp. 48-52, 医療技術社，東京，1997.

5 新しい前処置の試み

I ──● 新しい検査方法に対する前処置

1. virtual colonoscopy（仮想大腸内視鏡）

要 点

① ヘリカル CT による三次元構成された腸管腔を観察する仮想大腸内視鏡。
② 適応は大腸癌スクリーニング。
③ 前処置は大腸内視鏡と同じ。
④ 課題は前処置の改善。

解 説

　診療の場で大腸内腔を直接観察する方法は X 線検査および内視鏡検査以外になく、最近まで CT や MRI は大腸診断にはほとんど用いられていなかった。Vining（1994）らが Helical CT を用いた virtual colonoscopy の画像を発表して以後[1]、臨床成績を含む多くの研究が発表され、大腸癌のスクリーニング検査に用いた前向き研究の報告でも臨床的に実用可能が段階まできている。本邦では、Ogura（1995）らが大腸内視鏡および注腸 X 線検査法との比較検討を行い、画像描出法の特徴を報告している[2]。

　ほとんどの施設の virtual colonoscopy は大腸内視鏡検査後に腸管の洗浄効果の最もよい状態で撮影している[3]。しかし、臨床的に大腸の診断あるいはスクリーニングとして使用する場合は病変の情報などなく撮影して得られた画像が診断的に有効であることが必要とされる。この場合、診断的に精度の高い画像を得るためには前処置は最も重要な課題の1つである。現在多くの報告では、腸管洗浄液 Golytely を使用しており、腸管残渣液が偽陽性・偽陰性の原因となり診断能の障害となっている。腸管内溶液が残存している状態では、背臥位と腹臥位の両方を撮影し診断への影響を少なくしているが被曝量は多くなる。機器は Multidirector-row CT（MDCT）の開発により短時間に鮮明な画像が得られ、画像の観察方法も含めたコンピュータ支援ソフトの開発が進んでいるが、virtual colonoscopy の診断能を向上させ一般化するには前処置がこれからの最大の課題である。virtual colonoscopy は腸管を拡張・伸展させ、腔内と腸管壁との放射線透過度のコントラストにより腸管内腔面を描出する方法で、血管造影剤を

使用することにより、より病変の描出が明瞭になる。Virtual colonoscopy を大腸癌スクリーニングの検査方法として施行する場合、大腸内視鏡と同じ前処置では液状の残渣物など解決しなければならない問題を含んでいる。Chen らは電子クエンジングとして CT 画像に画像処理によるセグメンテーションを利用することによる新しい前処置法を考案し報告している[4]。この方法は、造影剤である硫酸バリウム懸濁液 250 cc（2.1%w/v：E-Z-EM、Inc）と食事を混合し準備し、被検者が 2 日間にわたってこの高水分・低残渣食を摂取する。MD-Gastroview（ジアトリゾ酸メグルミンおよびジアトリゾ酸ナトリウム溶液）120 ml を等量の 60 ml ずつ夜と朝に摂取した後に CT 撮影を行う。クエン酸マグネシウムおよびビサコジルを投与して残便を液化し、検査前に座薬を投与して直腸および S 状結腸を空にする。造影剤の目的は、セグメンテーションによる電子除去を可能にするために、残便および液体の画像強度を高くすることである。このような方法も試みられているが、まだ精度の高い前処置法はいまだないのが現状である。現在、大腸検査方法である大腸内視鏡および注腸 X 線検査は技術の修得が難しく、しかも診断能の医師による差がみられ検査に伴う合併症も生じることがある。これからの大腸検査としての virtual colonoscopy への期待は大きく、現在のところ、空気とのコントラストによる撮影が中心であり、腸管内容物をより少なくする前処置法の開発が望まれる。

II ── 新しい前処置

1．ラキソベロン® 液（20 ml）[5)6)]

要 点

①注腸 X 線検査および大腸内視鏡検査の前処置。
②服用量の減少による患者許容性の向上。

解 説

ラキソベロン® 10 ml（ユニットドーズ容器）を使用して、通常成人に対して検査時間の 10～15 時間前に 2 本 20 ml を経口投与する。食事制限は Brown 法に準じて行い、ラキソベロン® 服用時は十分水を摂取する。

Brown 法におけるクエン酸マグネシウムの代わりにラキソベロン® を使用する方法である。ラキソベロン® は、胃・小腸では分解を受けず、大腸で初めてジフェノール体に加水分解される。ジフェノール体は腸管粘膜を刺激し、蠕動運動を亢進し、分吸収阻害作用を示し、便を軟化させる。この作用により前処置を行う。服薬量および飲みやすさの点から考案された方法である。

副作用として、腸管内圧の上昇により、種々の腹部症状および虚血性大腸炎が発症すること

が報告されている。腹痛、悪心、嘔吐、腹鳴、腹部膨満感などが服用中にみられることがあり、このような症状がみられたときには注意深い観察が必要である。特に腹痛が強い場合には、下血に注意し、虚血性大腸炎が起こるかもしれないという認識で観察し、異常が認められたときには適切な処置が必要となる。特に腸管の狭窄あるいは便秘などにより内容物が貯留しているときにはこのような症状が起きやすいので、注意して投与する。

2．経口的リン酸ナトリウム（NaP）[7)~10)]

要 点

① 注腸 X 線検査および大腸内視鏡検査の前処置。
② 服用量の減少による患者許容性の向上。
③ 電解質異常などの副作用。

解 説

使用する薬剤は、45 ml の NaP 溶液を 240 ml の水で溶かして攪拌し、10 分間放置したものを使用する。服薬する時間は、前日の午後 7 時と検査当日の午前 6 時（検査の 3 時間以上前）の 2 回である。

この NaP 液は、21.6 g monobasic monohydrate（NaH_2PO_4 H_2O）45 ml と 8.1 g dibasic heptahydrate（NaH_2PO_4 7 H_2O）45 ml より作製され報告された[7)]。

現在米国では大腸内視鏡検査の前処置薬として Fleet（phospho-soda Dilution solution）という製品で販売されている。5 ml の Fleet Phospho-soda は、2.4 g の第一リン酸ナトリウム（リン酸二水素ナトリウム）と 0.9 g の第二リン酸ナトリウム（リン酸水素二ナトリウム）を含む安定した緩衝水溶液で、フレーバーのないものとジンジャーレモンのフレーバーを有するものがある。1 ml あたり、リン酸（PO_4）が 12.45 mEq、ナトリウム（Na）4.82 mEq、リン（P）4.15 mmol 含んでいる。服薬量は Fleet 30 ml よりも 45 ml の方が有効である。

腎疾患あるいは Na 制限患者、先天性巨大結腸症、腸閉塞、腹水、うっ血性心不全には使用禁忌である。使用中・後に腎機能障害、電解質バランスの異常、すなわち、ナトリウム、リンの上昇、カルシウムとカリウムの減少が起こり、アシドーシスをきたすことがある。特に、過剰投与時には注意が必要である。これらの兆候がみられたときには、補液をする必要がある。ナトリウムやクロールの量が細胞外液（40～50 mEq/l）より少ないものを 12～24 時間で 3,000～4,000 ml/sqm 投与し、脱水を補正する。

1990 年に Vanner らが最初に報告した大腸内視鏡検査の前処置方法で、PEG 法に比較して、患者の許容性がよく、洗浄効果がよいことが示された[7)]。特に、洗浄効果がよいことは、病変の見逃しのリスクを低下させ、内視鏡で内腔をみつけやすいため、挿入が容易になった。また、前処置が悪く、検査を中止する症例が減少したと報告され、普及しつつある[8)]。

この方法は、浸透圧を利用した下剤的な作用により腸管洗浄を行うために、水分・電解質の体内から腸管への排出が行われる。このため、心不全、腎不全、腹水および6ヵ月以内の心筋梗塞をきたした患者は、副作用の面から適応外とされている[9]。

非特異的なアフタ様病変がみられることがあり、クローン病でみられる所見とよく似ている。このため、慢性下痢症や炎症性腸疾患の前処置としては、診断を惑わすことがあるので避けるべきである[10]。

この方法が臨床使用されて、いろいろな有害な事象が報告されている。その原因は、主に2つの理由による。①浸透圧を利用した下剤的な作用により、腸管を洗浄する方法であり、浸透圧により腸管内に排出される液のために、循環血液量減少をきたす。②服用する薬剤の内容から、多くの人が高リン血症をきたし、時に低カルシウム血症を生じる。FDAはこのような有害事象の発生にあたり、使用時の警告を発している。実際の副作用としては、循環血液量減少症、低カルシウム血症、高ナトリウム血症、低カリウム血症、アシドーシス、高リン血症、心電図異常、急性腎不全などがあり、致死的なこともある[9]。

3．リン酸ナトリウム錠剤[11]

要 点

①上記NaP液と同様の効果・副作用。
②錠剤化による患者許容性の向上。

解 説

1.102 g sodium phosphate monobasic monohydrate と 0.398 g sodium phosphate dibasic anhydrous を含んだ錠剤で、最大40錠(44.1 g monobasic sodium phosphate & 15.9 g dibasic sodium phosphate)までの使用の検討がある。液剤では、およそ、45 ml のボトル2本分である。

塩と同様で味は不快感がない。検査前夜に15分ごとに8オンス(240 ml)の水と一緒に3錠を7回服用する。翌朝(検査当日)3〜5時間前に20錠を服用する。前処置の程度はPGEと同様であり、患者の許容性はよりよかったが、消化管への副作用が多くみられた。リン酸ナトリウム液剤をより飲みやすくした製品である。

4．L-glucose[12]

> **要　点**
> ① 大腸内視鏡検査の前処置。
> ② 患者の飲みやすさの改善・寛容性の向上。
> ③ 副作用などの安全性の向上。

> **解　説**

　L-glucose は D-glucose の立体異性体で、非栄養の食物甘味料として研究されている。チョコレートには、D-glucose、L-glucose、sorbitol が含まれ美味しい味覚と後味をもたらしている。この L-glucose は下剤の作用があるがその機序は明らかではない。この下痢作用を利用して前処置として安全かつ有効に使用できるか検討されている。

　8 オンス（240 ml）の水に 24 g の L-glucose を攪拌したものを前処置薬として使用し、平均 48 オンス（6 杯）飲用した（表 30）。30 名の研究で前処置の評価は 80％で good or excellent であり、副作用などはみられなかった。これからの追加評価により臨床的活用がなされるであろう。

表 30．L-glucose 前処置のスケジュール

検査前日	朝	通常の朝食
	昼	軽食で、午後 2 時以降は soiled　food、砂糖、コーヒーを避ける。midnight まで口渇時の水分摂取は許可。
	夕	5 時と 6 時の間に 8 オンス（240 ml）のコップの水に L-glucose 24 g を入れる。 8 オンスを飲む前に 10 分間、渦を巻くようにかき混ぜて溶解する。 最初の液状の排泄物があったら、8 オンス（240 ml）の水に溶かした L-glucose をコップで飲む。 砂糖・コーヒーは禁。 翌朝、検査が終了するまで固形の食事は一切禁止する。
大腸内視鏡当日	朝	口渇があれば、検査 1 時間までは 8 オンス（240 ml）の水を飲んでもよい。 砂糖・コーヒーは禁。

※L-glucose（Mission Pharmacol Co）は粉状で 24 g に包装され、8 オンス（240 ml）の水で攪拌し使用する。

III──●新しい消化管蠕動抑制剤[13]

> 要 点
>
> ①検査中の腸管蠕動運動を抑制する目的。
> ②ペパーミントと芍薬甘草湯(しゃくやくかんそうとう)は有効。

> 解 説

　大腸検査遂行中の腸管蠕動運動は、挿入など検査技術や診断に対して障害になる場合があり、それらを防止する目的で、腸管運動抑制剤として鎮痙剤（抗コリン薬）やグルカゴンが使用されている。しかし、鎮痙剤使用に際しては、緑内障、前立腺肥大症、不整脈、心疾患、甲状腺機能亢進症、糖尿病などに対して使用上注意が必要であり、薬剤アレルギーなどの副作用もみられる。注射を施行するにあたっては、筋注あるいは静注などの医療行為、および費用の点などの問題もある。特に、注腸X線検査では、放射線技師が撮影する場合も多く、簡易な腸管運動抑制剤が望まれている。

　1) Peppermint oil（ペパーミント）

　Peppermint oil は、古くから消化器作用があることが知られ、日本薬局方によると健胃薬、鎮痛、鎮痒、消炎薬(外被適用)に用いられ、主成分の l-menthol は、下部消化管に直接作用して平滑筋の弛緩作用を有し、即効性で強力な有効性がある。ペパーミントの香り、ペパーミント菓子にも弱いながら効果がみられる。

　Peppermint oil の腸管内への直接作用としては、大腸内視鏡検査では、Peppermint oil 溶液を直接腸管に散布すると鎮痙作用を発揮する。注腸X線検査のバリウム造影剤に混入すると腸管運動が抑制される。Peppermint oil 溶液 30 ml をバリウムに混ぜ 300 ml にして使用すると、4〜6分の蠕動運動抑制効果がある。

　Peppermint oil 溶液：200 ml の蒸留水、日本薬局方 Peppermint oil を 16 ml、と界面活性剤 Tween 80 を 0.6 ml 混ぜ、これを攪拌し、24時間放置後、濾過したものを使用する。

　副作用として、アレルギー反応として皮疹、腹痛、嘔吐、顔面紅潮、昏睡、運動性失語、無尿などがある。成人での致死量は menthol 2 g とされている。

　2) 芍薬甘草湯(しゃくやくかんそうとう)

　平滑筋・骨格筋の痙攣性疼痛やこむら返りの薬として使用される。消化管痙攣、過敏性腸症候群にも有用で、平滑筋の運動を抑制する。芍薬は抗炎症作用、胃液分泌抑制作用、抗利尿作用等を、甘草は解毒作用、副腎皮質ステロイド様作用、抗炎症作用などを有している。副作用として、偽アルドステロン症、ミオパシー、アレルギー反応がある。

　芍薬甘草湯は、経口的に服用するが、2.5 g 使用で 6〜11 分、5.0 g で 7〜10 分の蠕動運動抑制効果がみられた。これは、大腸検査を遂行するのに十分な時間である。

（吉村　平）

文　献

1) Vining DJ, Gelfand DW：Noninvasive Colonoscopy using Helical CT scanning. D Reconstruction and Virtual Reality, 23 th annual meeting of the Cosiety of Gastrointestinal Radiologists(SGR), p. 70, 1994(Abst).
2) Ogura T, Koizumi K, Maruyama M：Three dimentional CT colonoscopy；Comparison with colonoscopy and barium enema examination. Radiology 194-444, 1995.
3) 今井　裕, 高原太郎, 白神伸之：CT・MRIによる消化器疾患の新しい診断法；とくに三次元画像について. 日消誌 100：829-836, 2003.
4) Chen D, Liang Z, Wax MR, et al：A novel approach to extract colon lumen from CT images for virtual colonoscopy. IEEE Trans Med Imaging 19：1220-1226, 2000.
5) 笹川　力, 月岡　恵, 平塚秀雄, ほか：DA 1773 の大腸内視鏡検査前処置効果の検討；クエン酸マグネシウム液との比較試験. Therapeutic Research 11：3207-3215, 1990.
6) 笹川　力, 黒川茂樹, 平塚秀雄, ほか：DA 1773(Sodium Picosulfate)を用いた大腸注腸X線検査前処置法の検討. Therapeutic Research 11：3217-3228, 1990.
7) Vanner SJ, MacDonald PH, Paterson WG, et al：A randomized prospective trail comparing oral sodium phosphate with standard polyethylene glycol-based lavage solution(Golytely) in the preparation of patients for colonoscopy. Am J Gastroenterol 85：422-427, 1990.
8) Huynh T, Vanner S, Paterson W：Safety profile of 5-h oral sodium phosphate regimen for colonoscopy cleansing；lack of clinically significant hypocalcemia or hypovolemia. Am J Gastroenterolo 90：104-107, 1995.
9) Hookey L, Depew W, Vanner S：The safety profile of oral sodium phosphate for colonic cleansing before colonoscopy in adults. Gastrointest Endosc 56：895-902, 2002.
10) Zwas FR, Cirillo NW, El-Serag HB, et al：Colonic mucosal abnormalities associated with oral sodium phophate solution. Gastrointest Endosc 43：467-469, 1996.
11) Kastenberg D, Chasen R, Choudary C, et al：Efficacy and safety of sodium phosphate tablets compared with PGE solution in colon clearing two identically designed, randomized, controlled, parallel group, multicenter phase III trailas. Gastrointest Endosc 43：467-469, 1996.
12) Raymer G, Hartman D, Rowe W, et al：An open-label trial of L-glucose as a colon-cleansing agent before colonoscopy. Gastrointest Endosc 58：30-35, 2003.
13) 西川　孝, 吉村　平, 井本一郎, ほか：注腸X線検査における蠕動運動抑制を目的としたPeppermint 混入法と芍薬甘草湯経口投与法の検討. 日本消化器集団検診学会雑誌 41(2)：170-176, 2003.

6 個別にみた前処置と検査

Ⅰ──検査方法と目的

1．簡易にできるS状結腸内視鏡

<要 点>

① 適応は血便と大腸がん検診。
② 前処置はなしか前日の下剤と当日の浣腸。

<解 説>

　血便あるいは粘血便の場合に外来で行う簡易な検査である。前処置なしあるいは浣腸のみで行い、自然な腸管内の状態が観察できるので、便の状態、出血の部位・程度がわかる。糞便の残渣があり詳細な観察はできないが、洗浄水（ガスコン水など）などで洗浄することにより緊急時に必要な診断は可能である。

　大腸がん検診の精検としてS状結腸内視鏡検査を行うのは、注腸X線検査との同日併用で行う場合で、通常の注腸X線検査の前処置を行い注腸X線検査の直前に行う。検査直前に浣腸を加えることもある。直腸・S状結腸内の残渣を吸引できるので、注腸X線検査のときに残渣が少なくなるが深部の空気が多くなることがある。

　大腸癌は、60～70％が直腸・S状結腸に発生するので、S状結腸内視鏡検査でも大腸癌の死亡を減らすことができる。S状結腸内視鏡検査によるスクリーニング検査の場合には、前日通常量の下剤を投与し、検査30～60分前にグリセリン浣腸を行い、下行結腸肛門側までの直腸・S状結腸を観察する。通常行われる全大腸内視鏡より精度は比べて劣るが、患者の負担も軽減され、合併症も少ない。

2．スクリーニングとしての大腸検査

要　点

① 目的は大腸癌で死亡する人を減らす。
② 住民検診としては便潜血反応が主。
③ 二次検査として全大腸内視鏡とS状結腸内視鏡＋注腸検査、注腸X線検査。

解　説

　大腸癌のスクリーニングは、大腸癌で死亡する人を減らす目的で検査を行うものであり、大腸癌の早期発見、前癌病変の発見により進行癌の頻度を抑える予防目的である。大腸癌スクリーニングとしては、便潜血反応、全大腸内視鏡、S状結腸内視鏡、注腸X線検査がある。住民対象となる場合には対象人口が大きいので、便潜血検査がスクリーニング検査として用いられ、二次検査として大腸内視鏡、S状結腸内視鏡・注腸X線検査併用あるいは注腸X線検査が行われている。人間ドックや健診センターでは、スクリーニングとして全大腸内視鏡検査、S状結腸内視鏡や注腸X線検査を行っているところもある。米国での大腸がん検診は、便潜血検査（逐年）、大腸内視鏡検査（10年ごと）、注腸X線検査（5年ごと）、可動式S状結腸内視鏡（5年ごと）のいずれかから選択すると勧告されている[1]。

II── 患者の状態と大腸検査・前処置

1．便秘・通過障害

要　点

① 前処置による副作用に注意。
② 腸管狭窄・閉塞を疑う場合には慎重に対応。
③ 慢性的な場合は便通改善を行ってから大腸検査。

解　説

　最近発症した進行する便秘の場合には腸の狭窄性病変を含むため、大腸検査の前処置により腸閉塞をきたす場合があり、慎重に対応する必要がある。通過障害が疑われる場合には、腹部理学的所見、腹部単純X線写真より腸閉塞の有無を判断する。腹部CT（単純および造影）により腫瘍、腸管拡張などを検査する。これらより腸管狭窄あるいは閉塞と考えられた場合には、

直ちにそれらを軽減する処置を行うとともに、狭窄・閉塞の部位および疾患を診断する必要がある。下部大腸の閉塞が疑われる場合は無処置で肛門よりガストログラフィンを注入し腸管閉塞・狭窄を検査するか無処置あるいはグリセリン浣腸後にＳ状結腸内視鏡で肛門側に近い部位の観察を行う。

慢性的な便秘の場合には、直腸診、腹部理学的所見、全身的な所見、腹部単純Ｘ線写真などを参考にし、便通をよくする努力を行ってから、前処置を行う。便通の悪いヒトは、前処置の不備により再検査あるいは病変の見逃しなどがある。頑固な便秘の人は、排便がきれいになるまでに服用する腸管洗浄液の量が多くなる、腹部膨満感をきたしやすいなどの問題点がある。一応の目安として、週に３回以上の排便があることが望まれる。便通をよくする方法として、グリセリン浣腸、眠前の下剤服用、あるいは食後の腸管運動亢進薬（＋硫酸マグネシウム）などがある。これらにより排便習慣を改善したのちに大腸検査を行うのが望ましい。

2．下痢患者

要点

①大腸検査が必要な下痢は、血性下痢や血液が混じっている下痢である。
②前処置は通常不要である。

解説

急性下痢症は多くが感染性であり診断に必要なものは臨床症状と便培養であり、大腸内視鏡を必要とすることは稀である。粘血便や血液を混じる場合には、炎症性腸疾患、虚血性腸炎、憩室炎、非特異性腸疾患などの診断の手がかりをつかむために大腸内視鏡検査は有用なことがある。下痢により腸管内容が少なくなっているので通常の大腸内視鏡検査の前処置は必要なく、患者の苦痛を伴わないＳ状結腸内視鏡程度の範囲で観察する。急性下痢症では、所見により疾病の診断がつけばよいのですべてを観察する必要はない。潰瘍性大腸炎が疑われた場合は、下剤、腸管洗浄液の服用により病状が悪化することがあるので、通常前処置なしで行い、観察ができないときなど必要がある場合にのみ通常のグリセリン浣腸を用いて再び大腸内視鏡検査を行う。アメーバー赤痢などが疑われる場合には、膿栓（白色膿性物）よりの生検を行い、直ちに顕微鏡で観察する。

慢性的な下痢症で大腸検査の適応となるのは、炎症性腸疾患、放射線照射性、collagen colitis、大腸腫瘍など大腸疾患を疑う場合、あるいは種々の検査でも下痢の原因が不明な場合である。便中に脂肪滴がみられる場合には、通常大腸検査は必要ない。大腸内視鏡検査前の有益な検査としては、糞便検査（検鏡：白血球・脂肪・虫卵・寄生虫、細菌培養、ロタウイルス、CD毒素など）、腹部超音波検査、血液検査（白血球、赤血球、CRP、赤沈など）、腹部Ｘ線検査などがあり、患者の負担が少なく迅速に結果の出るこれらの検査をまず行うべきである。

3．出血・血便をきたした患者

要　点

① 目的は血便の確認とその原因診断。
② 検査方法として肛門鏡、S状結腸内視鏡、全大腸内視鏡、CT（造影）、血管造影。
③ 前処置は出血時には無処置で観察。
④ 待機して行う場合には通常の前処置。

解　説

　血便などの下部消化管出血の原因を診療する場合には、問診：発症様式（急性、持続性、慢性）、血便の状態（色調、便性状：血性下痢、粘血便、血液が混じる便、肛門出血、鮮血排出など）、既往歴（放射線療法、薬剤：NSAID・抗菌薬、降圧剤、循環器薬など、海外渡航歴など）が重要である。直腸診を行ったプラスチック手袋に付着した血便の肉眼的に確認し化学的便潜血反応を行い記録に残す。問診と直腸診の所見で、下血（melena）と血便（hematozetia）を区別することが大切であり、出血源が上部消化管か下部消化管かを推定しながら検査の選択を決める。大量の出血をきたすものは、憩室出血、vascular ectasia などの血管病変、腫瘍・潰瘍からの動脈性出血が多い。まず、拡がりのある炎症性疾患か憩室・血管拡張症など孤立性の出血かを見分ける。孤立性病変では、出血部位に対する止血治療が必要となる。

　血便（血性下痢、粘血便、排便後出血、血液付着）ではバイタルサインを確認後、直ちに前処置なしでS状結腸内視鏡を施行し、出血部位の確認とその原因疾患の診断を行う。前処置なしの方がより自然な腸管内容物の状態の観察ができ、便と凝血塊の状態からおおよその出血部位を把握することができる。通常の便塊が観察され、表面に血液付着がみられたり凝血塊が別にみられたりすれば直腸あるいは下部結腸からの出血と判断できる。凝血塊が観察の障害になるときには、ガスコン®水などで内視鏡鉗子孔から洗浄すれば、腸管内腔の観察ができるようになる。活動性の出血している部位の場合には、必要に応じてボスミン®加水で洗浄すれば観察できる。出血源が明らかで血管性の場合には、止血処置を行う。ボスミン®加水は、生理食塩水あるいは水道水 200〜500 ml にボスミン®1Aを加えて希釈したものを使用する。

　S状結腸より口側に凝血塊がみられる場合には、内視鏡を大腸深部まで挿入し出血部位を確認し止血処置を行う。止血できない場合でも、その近傍にクリップをマークする。このクリップマーカーは、血管撮影、CT撮影の時に、部位を確認するのに有用である。以上が困難な場合、出血部位が不明で患者がショックあるいはプレショックの状態では、血管造影法による止血術あるいは緊急手術が必要となる場合がある。患者の状態が安定している場合には、洗腸あるいは Golytely® などの腸管洗浄液による通常の前処置を行って大腸内視鏡を行う。

4．潰瘍性大腸炎

> **要　点**
>
> ①潰瘍性大腸炎疑いの診断的内視鏡検査は、前処置なしで行う。
> ②活動期の内視鏡検査・注腸X線検査は、前処置なしで行う。
> ③サーベイランスで行う場合には、緩解期に大腸内視鏡検査を行い、腸管洗浄液を使用した通常の前処置で行う。
> ④大腸検査の目的は、確定診断（血便・下痢の項参照）、重症度、罹患範囲、治療効果の判定、癌のサーベイランスである。

解　説

　初診時には、下痢・血便などの症状に応じて検査を行い診断する。潰瘍性大腸炎は、直腸から連続した病変であるので、前処置なしでS状結腸内視鏡を行い、内視鏡観察と生検により診断は可能である。潰瘍性大腸炎は前処置より病状が悪化することが知られており、診断がつけば治療を優先させるべきで慎重な対応が必要である。

　罹患範囲、重症度は、前処置なしの内視鏡検査で判断できる場合には、それで診断する。潰瘍性大腸炎では、内視鏡スコープおよび空気による腸管の伸展を可能な限り制限する必要があり、大腸内視鏡挿入が負担になると判断した場合には、空気量を少なくした注腸X線検査（バリウムを使用）を行う。バリウムは50～60％と薄めのもので、水溶性プレドニン20～30 mgをバリウムの中に溶かしたものを使用する。バリウム量は少ない方がよく、300 ml以下に抑え、充満像の辺縁の不整所見で診断可能であるので、空気量は少なくても診断可能である。バリウム注腸検査により得られる情報は、臨床に役に立つことが多い。これらで確定診断がつかない場合には深部大腸の観察が必要となるので、腸管の前処置が必要になる。この場合には、微温湯浣腸（腸洗）をその場で行うか、Brown変法などの食事制限に加えて腸管洗浄液を通常の半量程度で使用する場合もある。

　潰瘍性大腸炎の治癒効果の判定および経過観察は、主に臨床症状、臨床検査データにより判定するが、特にステロイド薬の減量・中止などに内視鏡検査が必要と考えられた場合には、浣腸などにより直腸・S状結腸などの下部大腸の観察を行えば十分である。特例を除き、入念な前処置を行って検査をする必要はない。

　全大腸型で7年以上を経過した患者では、1年に1度程度の、癌のサーベイランスを目的とした全大腸内視鏡検査が望まれている。活動期には、びらん、発赤などが目立ち、癌の発見が難しいことが多い。潰瘍性大腸炎に伴う癌は、平坦な病変が多くde novo発生と考えられるものが多く、通常の2型を示す病変が少なく、治癒可能な早期癌を発見するには、詳細な観察が必要とされる。前処置が患者に及ぼす影響が少ない緩解期に、腸管洗浄液による通常の前処置を行い、全大腸内視鏡検査を行う。腸管洗浄液による影響を少なくするために、前日にBrown食

などの食事制限を加えることにより、飲用量を 1,000〜1,500 ml に減量できる。

5．クローン病

> 要　点
>
> ①目的：確定診断（血便・下痢の項参照）、重症度、罹患範囲、治療効果の判定。
> ②前処置は通常の前処置。

> 解　説

　クローン病患者は、前処置による悪影響は少なく、狭窄がある場合以外は、通常の前処置で行う。初診時、下痢を主訴として来院した場合には、下痢患者の項で説明したように、無処置で、あるいは必要に応じて浣腸後に大腸内視鏡検査を行う。腹痛の症状を有し腹部 X 線で通過障害が疑われる場合には、浣腸後に大腸内視鏡検査を行う。狭窄がある場合、挿入が困難な場合には、バリウムによる注腸 X 線検査を加える。注腸 X 線検査は通常の食事制限および下剤を投与すると診断的価値が高い像が得られる。小腸造影が必要な場合があり、通常の経口小腸造影、ゾンデを利用した有管小腸造影、逆行性小腸造影（大腸内視鏡から注入する、あるいは通常の注腸 X 線検査から）などがある。いずれも、腸管内残渣物が少ない方が良好な情報が得られるので、通常の前処置を行うべきである。造影剤はバリウムを用いる。

　ED などの成分栄養剤を使用している場合には、栄養剤が腸管にへばりついていることがあり、観察・挿入に妨げになることが多いので、通常の経口腸管洗浄法を施行する。

III ── •大腸検査の前処置の評価方法

> 要　点
>
> ①前処置の評価は、大腸内視鏡検査と注腸 X 線検査で異なる。
> ②大腸内視鏡検査では、透明度と有形残渣物が問題。
> ③注腸 X 線検査では、残渣量も問題。

> 解　説

　大腸検査の前処置を評価する場合、大腸内視鏡検査と注腸 X 線検査では根本的に異なる要素がある。大腸内視鏡では、検査中に液状残渣物は吸引でき、むしろ挿入する際に透明液状の残渣物は潤滑剤となり、挿入先が分からなくなった時に腸管内の流れから管腔をみつけるナビゲーターとして役に立つことさえある。残渣物は透明液状で吸引可能であればそれほど邪魔に

6．個別にみた前処置と検査

表 31．大腸内視鏡検査の前処置の評価（FDA）

Grade	
Poor	多くの糞便が残存し、追加処置が必要
Fair	完全な診断を妨害する便や液状の残存
Good	検査の邪魔にならない少量の残渣物
Excellent	粘着性の少量の残渣以外何もない

(文献 2) より引用)

表 32．大腸内視鏡検査の前処置の評価

Poor	多くの固形状糞便残存し、不適切な前処置で、90％以下の粘膜が観察。
Fair	中等度の濃い液状から半固形状の残存がみられるが吸引できる（脾彎曲部より口側も）。小病変は見逃されるかもしれない。90％以上の粘膜がみえる。
Good	主に脾弯曲部より肛門側では、少量の残渣物があるが簡単に吸引でき、すべての粘膜が観察できる
Excellent	便成分がない状態で少量の水様残渣がみられる

(文献 3) 4) より引用)

表 33．大腸 X 線検査の標準化法

0 型	大腸ガス像なし
Ⅰ 型	大腸ガスあり、液面の形成がない
Ⅱ 型	大腸ガスあり、ⅠとⅢの中間
Ⅲ 型	大腸ガスあり、明らかな液面の形成を認める

(文献 5) より引用)

ならない。

　一方、注腸 X 線検査では、残渣物は、検査前に肛門より排泄する以外は、腸管内に残存している。そのため、残渣物は、液状であっても固形であっても、バリウムを深部に送るときに、バリウムを抜いて二重造影を得る場合に障害物となる。液状でも残渣量が多い場合にはバリウムが薄められ腸管に付着しにくくなる。固形物は、読影のときにポリープなどの病変と誤診する可能性がある。

　前処置の評価では、排便回数における変化と最終排便状態により腸管内の状態を推測する。複数回の排便を通じ、固形便、泥状から水様便へと移行し、透明度が増す。排便を始めた頃には固形便であるが、泥状から水様便となり、最終的には固形物のほとんどない透明な液状物を排出する状態となり、排出する量も少なくなる。

　大腸内視鏡検査では、前処置の評価は、最終排泄物および内視鏡観察時に行う (表 31、32)。

　注腸 X 線検査では、腹部 X 線立位像で腹部 X 線像を観察することにより判断できる。大腸内容物が少ないのが最良である。腸管内容物が残存する場合には、液状物質とガスであり、それらを含んだ腸管の観察が可能である。大腸ガス像がみられる場合にはその像から前処置の状態を判断する (表 33)。

(吉村　平)

文　献

1) CDC Colorectal Cancer：The importance of prevention and early detection. www.cdc.gov/

cancer/colorctl/colorect.htm
2) FDA Summary Basis of Approval：GoLYTERY No. NDA 19-011；NuLYTELY No. NDA 19-797.
3) Tolia V, Fleming S, Dubois R：Use of Golytely in children and adolescence. J Pediatr Gastroenterol Nutr 3：468-470, 1984.
4) Church JM：Effectiveness of polyethylene glycol antegrade gut lavage bowel preparation for colonoscopy-timing is the key. Dis Colon Rectum 41：1223-1225, 1998.
5) 島田育廣, 結城朋子：注腸X線検査標準化(案), pp. 48-52, 医療技術社, 東京, 1997.

7 前処置による合併症および感染対策

I ─ 大腸検査に伴う偶発症・合併症

要 点

① 大腸内視鏡検査に伴う偶発症：穿孔と出血
② 大腸 X 線検査に伴う偶発症
③ 前処置に伴う偶発症：腸閉塞、嘔吐
④ 前投薬に伴う偶発症：循環・呼吸系

解 説

　内視鏡検査における偶発症・合併症は、内視鏡スコープによる偶発症と前処置、鎮静剤などの前投薬による偶発症がある。日本でまとまったものとしては、日本消化器内視鏡学会の偶発症の全国調査や前処置薬による医薬品・医療用具等安全性情報などがある。
　日本消化器内視鏡学会の偶発症の全国調査によると大腸内視鏡スコープによる偶発症の頻度は約 0.05%、死亡数約 0.001% である (表 34)。内視鏡スコープによる偶発症は穿孔と出血で、穿孔の好発部位は S 状結腸で、スコープの先端による損傷と過度の伸展による損傷がある。スコープ先端の損傷は、筋層の裂傷から始まり粘膜層が最後に裂ける。検査中に穿孔を生じるほかに、4～5 日後にみられる遅発性穿孔がある。遅発性穿孔は、筋層の裂傷と粘膜損傷がみられるが、損傷が全層に及んでおらず検査後に穿孔を生じるものである。稀に、肝脾損傷、腹腔内・後腹膜内出血の報告がある。第 4 回目の調査が行われ、大腸スコープ 2,945,518 例中偶発症は 2,038 症例 0.069% であり、死亡数は 26 例 0.001% で、死亡原因は穿孔 22 例、急性心不全 3 例、脳梗塞 1 例であった[1]。大腸内視鏡検査中は、呼吸不全、血圧低下、不整脈、循環不全を早期発見し対処するために、パルスオキシメータ、血圧計、心電図計などのモニタリングを行う。
　便潜血検査で行われる大腸がん検診において、二次精検における入院を必要とするような偶

表 34. 大腸スコープと偶発症

	検査数	偶発症	死亡数
第 1 回調査	395,320	278 (0.07%)	4 (0.001%)
第 2 回調査	1,346,469	688 (0.05)	14 (0.001)
第 3 回調査	2,587,689	1,047 (0.04)	21 (0.001)
第 4 回調査	2,945,518	2,038 (0.07)	26 (0.001)
計	7,274,996	4,051 (0.06)	65 (0.001)

発症の頻度が報告されている。全大腸内視鏡検査で 0.0112%、S 状結腸内視鏡＋注腸 X 線検査で 0.0061%、注腸 X 線検査単独で 0.0075% であった（厚生省研究班、平成 8 年度報告）。全大腸内視鏡 96,047 件中穿孔 9 例、出血 2 例、S 状結腸内視鏡＋注腸 X 線検査 65,480 件では穿孔 1 例、バリウムの異所注入 2 例、ショック 1 例、注腸 X 線検査単独 13,265 例では心筋梗塞 1 例、また生検施行 6,541 例で出血 5 例がみられた[2]。一般的にも注腸 X 線検査は、大腸内視鏡検査より偶発症、死亡者数は少ないとされている。

　前処置によるものとしては、腹部膨満感、悪心、腸閉塞などの通過障害、嘔吐およびそれに伴うマロリーワイス症候群などがある。仮性腸閉塞、脳梗塞、急性膵炎、皮疹、非特異的な大腸炎所見や虚血性腸炎類似変化がみられることがある。また、前処置服用により急激な脱水をきたし電解質異常に伴うものがある。前投薬によるものとしては、循環動態・呼吸動態の異常がみられる。潰瘍性大腸炎は前処置より悪化する場合があり、Golytely® 液服用例での悪化が多かった[3]。

II ── 大腸検査前処置における偶発症

要　点

① 前処置による偶発症を知る。
② Golytely® 液の副作用（表 35）
③ クエン酸マグネシウムの副作用（表 36）

解　説

　前処置薬による副作用情報として、Golytely® 液とクエン酸マグネシウム製剤が 2003 年に死亡例を含む緊急報告が出された。Golytely® 液として最も販売数が多いニフレック® につき、1992 年 6 月の発売から 2003 年 9 月までの 11 年間（推定累計使用患者：約 1,772 万人；ニフレック®）に経口腸管洗浄剤との関連性が否定できない腸管穿孔症例が 11 例（うち死亡 5 例）および腸閉塞症例が 7 例（うち死亡 1 例）報告された。クエン酸マグネシウム製剤においても 1 例の死亡例を含む副作用情報が報告され、稀に腸管穿孔、腸閉塞、虚血性大腸炎および高マグネシウム血症を起こすことがある。腸管穿孔、腸閉塞および虚血性大腸炎は腸管内容物の増大、蠕動運動の亢進による腸管内圧の上昇により発症し、高マグネシウム血症は、腸閉塞により本剤が腸管内に貯留しマグネシウムの吸収が亢進することにより発症する。

1 医薬品・医療器具等安全性情報 No. 194（平成 15 年 10 月厚生労働省医薬食品局）

成分名

塩化ナトリウム、塩化カリウム、炭酸水素ナトリウム、無水硫酸ナトリウム配合剤（ニフレッ

ク®、オーペグ®、スクリット®、ニフプラス®、ムーベン®)

推定使用患者

1,772万人(ニフレック®、平成4年6月～平成15年7月末)。

本剤投与時の腸管内圧上昇による腸管穿孔の発現については、市販後の6例(うち死亡1例)の副作用報告を踏まえ、平成12年3月に使用上の注意の「重大な副作用」の項当に「腸管の穿孔」に関する記載を追加して、医療関係者に注意を喚起した。しかしながら、使用上の注意の改訂後も、腸管穿孔について死亡例4例を含む5例が報告されているほか、腸閉塞についても、死亡例1例を含む7例が報告されている。本剤は年間約165万人に投与されている医薬品であり、これらの重篤な副作用の発現は極めて稀である。

警告

本剤の投与により、腸管内圧上昇による腸管穿孔を起こすことがあるので、排便、腹痛等の状況を確認しながら、慎重に投与するとともに、腹痛等の消化器症状があらわれた場合は投与を中断し、適切な検査等を行い、投与継続の可否について慎重に検討すること。特に、腸閉塞を疑う患者には問診、触診、直腸診、画像検査等により腸閉塞でないことを確認した後に投与するとともに、腸管狭窄、高度な便秘、腸管憩室のある患者では注意すること。

禁忌

胃腸管閉塞症および腸閉塞の疑いのある患者[腸管穿孔を起こすおそれがある。]

慎重投与

腸管狭窄、高度な便秘の患者[腸閉塞および腸管穿孔を起こすおそれがある。]腸管憩室のある患者[腸管穿孔を起こしたとの報告がある。]

使用上の注意の改訂内容

①排便、腹痛等の状況を確認しながら慎重に投与し、腹痛があらわれた場合には、適切な検査等を行い、投与継続の可否について慎重に検討すること。
②腸管閉塞の疑いのある患者には投与しないこと。
③腸管狭窄、高度の便秘の患者には慎重に投与すること。
④高齢者では、時間をかけて投与することなど十分に注意すること。
⑤患者の日常の排便状況および投与前の便通を確認すること。特に自宅で服用する際には、服用前日あるいは服用前に便通がない場合には医師に相談するよう患者を指導すること。

経口腸管洗浄剤による腸管穿孔および腸閉塞については、腸管内圧上昇による腸管穿孔を起こすことがあるので、排便、腹痛等の状況を確認しながら、慎重に投与するとともに、腹痛等の消化器症状があらわれた場合は投与を中断し、適切な検査(理学的所見、腹部X線、CT等)を行い、投与継続の可否について慎重に検討し、腸閉塞でないことを確認した後に投与する。また、腸管狭窄、高度な便秘、腸管憩室のある患者、高齢者には観察を十分し慎重に投与する。

排便、腹痛等の状況を確認しながら慎重に投与すること。約1 l を投与しても排便がない場合には、腹痛、嘔気、嘔吐のないことを必ず確認した上で投与を継続し、排便が認められるまで十分観察すること。2 l を投与しても排便がない場合は投与を中断し、腹痛等がないことを確認するとともに、触診や画像診断等を行い、投与継続の可否について、慎重に検討すること。

稀に腸管穿孔、腸閉塞、虚血性大腸炎及びマロリーワイス症候群を起こすことがある。腸管穿孔および虚血性大腸炎は腸管内圧上昇により発症し、マロリーワイス症候群は胃内圧上昇あるいは嘔吐、嘔気により発症するので、投与に際しては次の点に留意すること。特に高齢者の場合は十分観察しながら投与すること。

①患者の日常の排便の状況を確認し、本剤投与前日あるいは投与前にも通常程度の排便があったことを確認した後投与すること。

②短時間での投与は避ける(1 l/h をめどに投与すること)とともに、腸管の狭窄あるいは便秘等で腸管内に内容物が貯留している場合には注意して投与すること。

③本剤の投与により排便があった後も腹痛が継続する場合には、適切な検査等を行い、腸管穿孔等がないか確認すること。

自宅で服用させる場合は、患者の日常の排便の状況を確認させるとともに、前日あるいは服

表 35．Golytely 製剤：副作用症例の概要

NO.	患者 性・年齢	使用理由（合併症）	1日投与量 投与期間	副作用		備考
				経過および処置		
1	女 80代	大腸内視鏡検査前処置（なし）	2 l 1日間	腸管穿孔		企業報告
				投与 19 日前	：時々、血便あり。近医受診し、当院消化器科受診勧められ、大腸内視鏡検査を予約した。	
				投　与　日	：外来にて大腸検査行うため、AM 9：00 内視鏡室受診し、本剤 2 l を投与。	
				投与 3 時間後	：腹痛、出血、嘔吐がみられた。グルカゴン 1 A の筋注にて腹痛改善。トイレにて水様便あり。	
				投与 6 時間後	：大量の水様便(2 l 程度)あり、しかし腹痛は消失しないため、当日検査は中止した。	
				投与 7 時間 30 分後	：腹痛は中等度あり。	
				投与 8 時間後	：入院にて安静治療を勧められ、病棟へ入院した。絶食。点滴にて症状は改善し、トイレへ一人で歩行できるまでに痛みは改善した。	
				投与 9 時間後	：嘔吐あり。血圧 60～40 mmHg まで低下。1 時間後、血圧は 109/64 mmHg まで回復した。	
				投与 12 時間 30 分後	：突然心肺停止となり、蘇生術行うが改善せず。	
				投与 15 時間後	：死亡確認。	
				死因	：心筋梗塞、大腸穿孔、腹膜炎	
				剖検	：直腸癌、大腸穿孔	
	併用薬：なし					
2	男 70代	大腸内視鏡検査前処置（なし）	2 l 1日間	腸管穿孔		企業報告
				腹痛精査で近医受診し、大腸ファイバー施行し、上行結腸に側方発育型腫瘍(LST)を指摘され、内視鏡的粘膜切除術目的で当院紹介受診。		
				投与 1 日前	：夜にピコスルファートナトリウム液 75 mg を内服した。投与前は特に自覚症状なく、本剤投与開始。	
				投　与　日	：投与開始から 2 時間後に有形便 2 回あり。その後激しい腹痛出現。胸腹部 X 線および採血施行。Free air は確認できず。経過観察。	
				終了 1 日後	：腹痛持続しているため、緊急 CT 施行。腹水貯留を確認。外科医に相談した結果、経過観察となった。同日、突然、心肺停止。心肺蘇生施行。腹腔穿刺により便汁を確認。穿孔と診断し、腹腔内ドレーンチューブ挿入。Vital 不安定のまま。	
				終了 2 日後	：死亡確認。	
				死因	：汎発性腹膜炎	
				剖検	：S 状結腸穿孔	
	併用薬：ピコスルファートナトリウム					

7．前処置による合併症および感染対策

表 35．（続き）

NO.	患者 性・年齢	使用理由（合併症）	1日投与量 投与期間	副作用 / 経過および処置	備考
3	男 80代	大腸内視鏡検査前処置（高血圧症）	2 l 1日間	腸管穿孔 高血圧のため近医通院していた。 排便時出血があり、食欲低下あり。その後毎日、点滴を受けていた。 下痢が続いており、止痢薬として、10％リン酸コデイン、ラクトミン製剤、SM 散、天然ケイ酸アルミニウムが投与されていた。 投与 1 日前　　　　：2 回の排便を認めた。 投　与　日　　　　：本剤を朝から投与(2 l を約 1 時間)。投与時および投与後も排便なし、腹痛あるも我慢して内服したとのこと。 終了 4 時間後　　　：当院受診。 終了 5 時間後　　　：腹部 X 線写真(立位、臥位)。臥位異常なし。立位にて左側腹部に 1ヵ所ニボー認める。GE（普通浣腸）120 ml 施行。軽度腹痛あり。 終了 6 時間後　　　：大腸内視鏡検査施行(約 15 分間)。肛門縁より約 10 cm の部(直腸)に全周性の狭窄を呈する直腸癌あり、それ以上挿入せず。検査後は腹痛軽度であった。 終了 7 時間後　　　：車椅子にて入院。下腹部痛あり。 終了 8 時間後　　　：血圧 134/73 mmHg、脈拍 160〜170 回/分、努力様呼吸。酸素 3 l/分投与開始。 終了 8 時間 30 分後　：血圧ガス分析：pH 7.444、PO$_2$ 66.8 mmHg、PCO$_2$ 26.7 mmHg、HCO$_2$ 17.9 mEq/l、BE−4.5 mEq/l、SaO$_2$＋94.3％、脈拍 160〜170 回/分にて塩酸ベラパミル 2.5 mg 静注効果なし。腹痛増強、筋性防御を認める。 腹部 X 線写真(座位)で明らかな free air なし。腸管の拡張も強くなかった。 終了 10 時間 30 分後：一時血圧 70 mmHg に低下。デスラノシド 0.4 mg、パニペネム 0.5 g 点滴。酸素 5 l/分投与。 終了 11 時間後　　　：体温 39.9℃に上昇。 終了 12 時間後　　　：血圧 86/33 mmHg、意識レベル低下(呼びかけるも開眼せず、苦痛表情のみ)。 終了 12 時間 30 分後：塩酸ドパミン約 5 g の持続静注開始。呼びかけに対しても反応なし。緊急手術のため手術室へ搬入。 終了 13 時間 30 分後：緊急手術開始した。 S 状結腸の腸間膜側が約 10 cm 裂けており、便汁が腸間膜内に充満していた。この部分の腸管は壊死していた。直腸癌は全周性で、ほぼ内腔は閉塞していた。 終了 8 日後　　　　：汎発性腹膜炎にて死亡。	企業報告
	併用薬：ジメチルポリシロキサン				
4	女 80代	大腸内視鏡検査前処置（なし）	1.8 l 1日間	腸閉塞 排尿回数が増え、食欲低下があり、採血上、急性腎不全が疑われ入院。 入院後の補液により、腎機能障害は改善した。 入院から 6 日後、軟便と便秘が続くため、診察(排便は認めていた)。直腸診で軟らかい腫瘤を触知した。 投　与　日：触知から 5 日後、大腸内視鏡目的に本剤を投与。 約 1 l で吐き気あるも、投与続行。1.6 l 内服したところで有形便、軟便を確認した。その後腹痛出現し、補液を行い X 線撮影。 ニボー多発しておりイレウスと判断した。経鼻胃チューブ挿入し、CT 撮影を行った。イレウス状態、穿孔ないことを確認。外科との話し合いの後、内科的に減圧(経肛門的イレウス管挿入)を施行。イレウス管は比較的容易に狭窄部を確認した。減圧後、徐々に血圧低下したため補液を増量した。補液により血圧上昇したが、同日深夜心拍数が低下し、5 分後に心停止した。心肺蘇生行うも、まったく反応なく死亡。	企業報告
	併用薬：なし				

用前に通常程度の排便があったことを確認させ、排便がない場合は相談するよう指導すること。

❷医薬品・医療器具等安全性情報 No. 195（平成15年11月厚生労働省医薬食品局）

クエン酸マグネシウム（散剤、液剤）（高張液・等張液投与製剤）：マグコロールP®、マグチトンD.S.®、マグコロール®、マグチトン液®、テクトロール散®。

使用上の注意として、禁忌は消化管に閉塞のある患者またはその疑いのある患者および重症の硬結便のある患者。慎重投与は腹部外科手術の既往歴のある患者、腸管狭窄および高度な便秘の患者とされている。

まれに腸管穿孔、腸閉塞、虚血性大腸炎および高マグネシウム血症を起こすことがある。腸管穿孔、腸閉塞および虚血性大腸炎は腸管内容物の増大、蠕動運動の亢進による腸管内圧の上昇により発症し、高マグネシウム血症は、腸閉塞により本剤が腸管内に貯留しマグネシウムの吸収が亢進することにより発症する。嘔気、嘔吐、徐脈、筋力低下、傾眠等の症状が認められた場合には高マグネシウム血症を疑い、電解質の測定を行うとともに、適切な処置を行う。他の副作用として、皮膚症状（発疹、蕁麻疹等）、尿中pHの上昇、血清総ビリルビン上昇が比較的多くみられる。注意する点は、電解質異常、脱水による脳心血管系への影響があり、不整脈、虚血性心疾患、脳血管障害がみられることがある。

投与時の注意点
①患者の日常の排便の状況を確認し、本剤投与前日あるいは投与前にも通常程度の排便があったことを確認した後投与すること。
②等張液を投与する場合には、短時間での投与は避けるとともに、腸管の狭窄あるいは便秘等で腸管内に内容物が貯留している場合には注意して投与すること。
③本剤の投与により排便があった後も腹痛が継続する場合には、適切な検査等を行い、腸管穿孔等がないか確認すること。

等張液投与時の注意点
①200 ml投与するごとに排便、腹痛等の状況を確認しながら、慎重に投与するとともに、腹痛等の消化器症状があらわれた場合は投与を中断し、適切な検査等を行い、投与継続の可否について、慎重に検討すること。
②1.8 lを投与しても排便がない場合は、投与を中断し、腹痛等がないことを確認するとともに、触診や画像診断等を行い、投与継続の可否について、慎重に検討すること。
③高齢者では特に時間をかけて投与すること。

自宅で服用させる場合の留意点
①患者の日常の排便の状況を確認させるとともに、前日あるいは服用前に通常程度の排便があったことを確認させ、排便がない場合は相談するよう指導すること。
②副作用があらわれた場合、対応が困難な場合があるので、1人での服用は避けるよう指導すること。

7．前処置による合併症および感染対策

表 36．クエン酸マグネシウム製剤：副作用症例の概要

NO.	患者 性・年齢	使用理由（合併症）	1日投与量 投与期間	副作用 / 経過および処置	備考
1	男 60代	大腸X線検査前処置（糖尿病）	高張液 250 ml 1日間	腸閉塞 約30年前に虫垂切除歴あり。糖尿病で教育入院中。 投与3時間後：左側腹部痛、腹部全体膨隆。その後、右腹部に拡張腸管を触知。 腹部単純撮影にて、ニボーを形成した小腸ガスを認める。 腹部CTにて、右側腹部の小腸拡張像・液体貯留を認める。症状増悪のため、絞扼性イレウスを疑い、緊急手術施行。 手術所見：虫垂切除創部腹膜に大網が癒着、バンドを形成。 この部に小腸が陥入し、約130cmにわたる壊死が生じていた。 索状物切除術、壊死腸管切除術施行。	企業報告
	併用薬：不明				
2	女 70代	便秘	高張液 180 ml 1日間	腸閉塞、高マグネシウム血症 投　与　日：5日前より排便がなく、本剤の投与を受ける。 投与1日後：意識レベルの低下、低血圧が出現し、当院緊急入院。カテコラミン不応性の低血圧（＜50 mmHg）、補充調律を伴う洞停止を認める。腹部CTにてイレウスによる腸管内液貯留を認める。 血中Mg濃度 16.6 mg/dl。 摘便・大腸内視鏡下腸管洗浄、S状結腸に虚血性大腸炎を認め、一時的心房ペーシングにて、血圧上昇・利尿増加とともに、血中Mg濃度は低下。 投与4日後：洞調律に復し、血圧も回復した。	企業報告
	併用薬：不明				
3	男 70代	大腸内視鏡検査前処置（なし）	等張液 約500 ml 1日間	腸閉塞 約2ヵ月前より少量の下血あり。当院消化器内科受診約1週間前より腹痛があり、便秘気味となる。その後下腹部痛、便秘、血便、嘔吐を認める。 投与1日前　　　：就寝前、大腸内視鏡検査前処置のため、センノシド錠36 mg、ピコスルファートナトリウム液75 mgを服用する。 投　与　日　　：本剤を水1,800 mlに溶解した等張液の服用を開始するが、約1/3量（500 ml）を服用した時点で、腹痛増強のため、服用困難となった。 投与1時間後　　：腹痛のため来院。 全身冷感（＋）、腹痛（＋）、嘔気（＋）、嘔吐（−）、四肢冷感強くチアノーゼあり、血圧70/48 mmHgとショック状態。乳酸リンゲル液500 mlにてルート確保。 投与1時間40分後：血圧の上昇みられず、塩酸ドパミン5 ml/hrにて開始。O₂ 3 l/min投与開始。CTにより、腸管拡張、液貯留を認め、イレウス状態であった。 投与8時間後　　：イレウス管挿入開始。痛みが強く、塩酸ペンタゾシン、塩酸モルヒネ効果なし。塩酸ドパミン反応せず。 投与19.5時間後　：容態急変。血圧60 mmHg、血液ガス分析：pH 6.96、PCO₂ 74 mmHg、PO₂ 78.9 mmHg、HCO₃ 15.8 mEq/l、BE＋9.8 mEq/l。 投与22時間後　　：死亡確認。	企業報告
	併用薬：センノシド、ピコスルファートナトリウム				

表36.（続き）

NO.	患者 性・年齢	使用理由（合併症）	1日投与量投与期間	副作用 経過および処置	備考
4	男 50代	大腸内視鏡検査前処置（なし）	等張液 1,800 mℓ 1日間	腸管穿孔 便潜血陽性、左腹部の痛み等自覚症状もあるため、大腸検査を受診。 検査当日　　　：朝、少量の排便あり。 投　与　日　　：本剤を水1,800 mℓに溶解した等張液を全量服用。服用後3〜4回排便があったが、いずれも少量の普通便であった。 投与5時間後　：検査の予定であったが、腹痛のため中止し、腹部単純撮影を実施。ニボー像らしきものを認める。エラスター挿入後、点滴内に臭化ブチルスコポラミンを20 mg混入する。以降、腹痛やや軽減する。 投与7時間後　：腹痛増強し、激痛のため塩酸ペンタゾシン、臭化ブチルスコポラミンを投与するが効果なし。 投与7.5時間後：CT検査により、上行結腸に握りこぶし大の腫瘤を認める。小腸内は液体貯留著明。 投与9時間後　：直ちに他院に搬送し、緊急開腹手術施行。 手術所見：上行結腸に全周性の大腸癌があり、これより口側の腸管拡張著明。穿孔は病変部の口側にあり後腹膜側に内容が漏れていた。病変部口側には壁内血腫もみられた。変化は後腹膜に限局し、通常の右半結腸切除により、根治的手術施行。	企業報告
併用薬：なし					

③嘔気、嘔吐、腹痛等の消化器症状やめまい、ふらつき、血圧低下等の本剤の副作用について事前に患者等に説明し、このような症状があらわれた場合は、直ちに受診する旨伝えること。また、服用後についても同様の症状があらわれた場合には、直ちに受診する旨伝えること。排便に伴う腸管内圧の変動により、めまい、ふらつき、一過性の血圧低下等が発現することがあるので、十分に観察しながら投与すること。

Ⅲ──●大腸検査前処置における偶発症への対応

要　点

①前処置剤飲用中の危険信号：急変
　悪心、嘔吐
　1,000 mℓ飲用後も排便がない
　胸部症状、意識障害
　血便あるいは下血
②前処置を良好にするための工夫

> 解　説

　内視鏡前処置における急変とは、通常予測されない事態であり、被検者の呼吸、脈拍、意識、全身状態の変化の観察が必要である。循環系の変化としては、不整脈、冠動脈不全による症状（心悸亢進、胸痛、胸部不快感など）、脱水、水中毒、電解質異常など（ふらつき、血圧低下、意識障害など）、脳血管障害（意識障害、麻痺など）がみられる。消化器症状としては、消化管通過障害（腹部膨満、悪心、嘔吐など）がみられ、稀には腸閉塞、穿孔をきたすことがある。その消化管症状として、嘔吐によるマロリーワイス症候群、虚血性大腸炎などが知られている。

　前処置は各施設に適した標準的な方法で行われるが、個別に対応すべき場合には決して無理な前処置を行うべきではない。無理な前処置とは、被検者の基礎疾患、年齢、活動性（status performance）などを無視して行われた画一的な前処置のことである。無視して行うと、予測されない急変がみられる。

１ 飲用中の危険な信号

　腸管洗浄液を飲用している途中で、悪心、嘔吐をきたした場合には二通りがある。

１）味、臭い、飲みにくさにより生じた嘔吐

　飲用後、比較的早期に起こり、腹部膨満感がない。心因性の問題もあるが、無理に飲用を続けると、マロリーワイス症候群を引き起こすこともあり注意が必要である。

２）通過障害による嘔吐

　最初はスムーズに飲用できるが、次第に腹部膨満を伴い量が多くなると（1,000 ml 以上）、悪心、嘔吐をきたすようになる。腸管洗浄液を飲む前（当日の朝）に排便がなく、1,000 ml を飲んでも排便がない場合には、通過障害が生じる可能性が高いと考え対処する。例えば、微温湯による高圧浣腸 300 ml を行い、排便が起きた後、腸管洗浄液を再び飲用する。予防する方法として、検査当日朝排便がないときには浣腸を行って排便を確認後、腸管洗浄液を飲用する。

　飲用中に胸部症状、意識障害などの症状をきたしたとき：前日からの絶食および前処置薬飲用中は身体への水分の吸収はないので、脱水状態となり、血液粘性は高くなり、血栓症が起こりやすく、不整脈などを惹起することがある。

　下血がみられたとき：前処置薬を飲用中に、下血をきたすときがある。痔からの出血と虚血性大腸炎様の大腸の変化による場合である。便に軽度の出血が混じる程度であれば、様子をみながら前処置薬の飲用を続けるが、排便自体が血性である場合には、飲用を中止し、血便の原因を探り対応すべきである。

２ 前処置を良好にするための工夫

　前日就寝前に、下剤を服用する。当日朝の排便の確認を行い、排便がない場合には、前処置薬を飲用前にグリセリン浣腸を行う。新レシカルボン座薬、テレミンソフト座薬、高圧浣腸でもよい。前処置薬飲用前に、腸管運動促進剤（ガスモチン® を使用）を服薬する。

　飲用中に、歩行、体操などの運動を行う。2,000 ml の量にこだわらず、排便がきれいになっ

たら、飲用を中止する。無理に早く飲んでも、腹部不快感が生じ、ゆっくり飲むと、排便が悪いので、飲用するスピードはある程度必要である。

下剤および大量の腸管洗浄液の飲用は、腸管狭窄状態にある人に、腸閉塞を誘発する危険があるので注意が必要である。臨床症状および理学的所見、腹部X線などにより、腸管通過障害を考える場合には、慎重な対応が必要である。腸管狭窄を強く疑う場合には、浣腸後のS状結腸鏡あるいは直腸からのバリウム注入により狭窄の有無をみ、検査方針を決める。

大腸内視鏡の合併症に、穿孔およびそれに随伴する腹膜炎がみられることがあるが、大腸内を前処置できれいにしておくと、穿孔しても腹腔内に漏れる腸内容物は少ない。外科的な処置を必要とする場合が多いので、迅速に対応する必要がある。検査中に穿孔に気づけば、直ちに、外科的な処置をとる準備を行い、慌てず内視鏡スコープにより腸管内の残渣物および空気を吸引する。このためにも、前処置はきれいにしておく必要がある。穿孔部位が確認できれば、クリップ等でマーキングをしておくと、後の治療に役立つ。

腸管洗浄液の服飲が、味の面から問題とされており、味を改良するために添加物が試みられた。甘味を追加することにより、飲みやすくなるが、糖質が腸管内細菌の作用を受け、爆発性のあるガスを発生することが知られている。特に、高周波を用いた治療を行う場合には、爆発する可能性があり、慎重投与すべきである。

Ⅳ ──● 前処置を中心とした内視鏡安全対策

要 点

① 医療事故対策から安全対策へ
② インフォームド・コンセント
③ 偶発症と対策

解 説

大腸検査には、内視鏡検査と注腸X線検査があり、両者の長所・短所をよく理解し、その施設での医療技術を加味して、当該被検者にとって有益なものか、常に考慮すべきである。大腸内視鏡を選択しても、被検者の苦痛を無視して無理に深部まで挿入することは好ましくなく、被検者が苦痛を訴えたり挿入に困難を感じるときには、他の検査方法を考慮すべきである。必ずしもすべて観察する必要がない場合もあり、被検者の利益に沿っているかどうか考えながら検査を行う。内視教検査室で医療事故の発生を早期に発見し、直ちに対処するような体制をとる。救急時の対応のために、病院内に緊急チームがいつでも直ちに対応できるようにする。まず、医療事故を少なくするために、内視鏡ガイドラインに沿って職員の研修を行うことから始める。より正確で安全な内視鏡診療を行うために、ヒヤリハット報告を収集し、現場で安全な対策を講じる。

7．前処置による合併症および感染対策

　インフォームド・コンセントは、説明書、図を用いながら行い、問診票、同意書を得る。大腸内視鏡検査そのものに加え、前処置や前投薬を含めた偶発症が発生する可能性のあるものすべてについて、十分な説明を行い同意・納得を得たうえで検査を行うべきである。医師の説明に加え、内視鏡技師、看護師なども再度説明を行った方が被検者の理解は深まる(図29、30)。

　自宅で前処置薬を服用する場合には、副作用などの症状があらわれた場合に対応が困難な場合があるので1人で服用することは避ける。嘔気、嘔吐、腹痛などの消化器症状やめまい、ふらつき、血圧低下などの症状があらわれた場合は、直ちに電話連絡をし、病院を受診できる体制をとる。いかなる時にいかなることが生じても対応できない病院・医院では被検者自宅での前処置は避けるべきである。被検者の日常の排便状況を確認し少なくとも週に3回排便があり、前日あるいは服用前に通常程度の排便があったことを確認させ、排便がない場合は相談するよう指導する。

大腸内視鏡検査を受けられる人に

　大腸内視鏡検査は、大腸癌・ポリープを始めとする大腸診断には不可欠なものであり、受けられる人に多大な利益が得られることが知られています。たとえば、一度でも大腸内視鏡検査を受けると**大腸癌で死ぬ確率は30％少なくなります**。しかしながら、時に合併症がみられることがありますので、御了承の上検査を受けて下さい。
　大腸内視鏡検査は大きく3つからなっています。
１）**下剤、腸管洗浄液による前処置**
　　大腸内をきれいにし大腸内を観察するためには不可欠な処置です。
２）**検査前の注射**
　　腸管の動きを止める注射（鎮痙剤）や、鎮静作用を有する注射です。
　　状況に応じて検査前の注射を施行します。
３）**大腸内視鏡によるポリープ切除、腫瘍（早期癌）切除術**
　　以前は、外科的に開腹してしか治療できなかったポリープ・腫瘍・早期癌の治療が内視鏡により可能となり、患者さんの負担が少なくなってきています。
　各々に対して以下の様な**合併症**がみられます。
　○下剤、腸管洗浄液による前処置
　　腸管が細くなっている人は腸閉塞などをおこしたり、嘔吐を来たすことがあります。この様なことが生じたならば中止し、すぐ連絡してください。
　○検査前の注射
　　鎮静剤では、意識が不鮮明になったり呼吸抑制が起きたりすることがあります。また、鎮痙剤では、尿が出にくくなったり、目がぼやけたり、脈が速くなったりすることがあります。その様な症状は時間と共になくなりますが、改善がみられない場合は申し出て下さい。前立腺肥大症、緑内障、心臓疾患を言われている人には鎮痙剤は使用しませんのであらかじめ申し出て下さい。稀に注射によるショック（血圧が急に低下する状態）の報告があります。(0.01％、一万人に一人)
　○大腸スコープによる大腸検査
　　0.03％（三万人に一人）位の確率で腸に穴があいたり（穿孔）、血が止まらなかったり（出血）することがあります。この様な場合には、強い腹痛、腰痛を起こしたり、大量の下血をみますので、もしこの様な症状があればすぐ連絡してください。時にその状態に対して治療（内科的または外科的）が必要な場合があります。
　○内視鏡的治療（ポリープ切除術や腫瘍（早期癌）切除術）
　　穿孔0.1〜0.3％（千人に一人〜三人）、出血0.5％（千人に五人）の頻度で合併症がみられ、時に外科的処置が必要なことがあります。

三重県立志摩病院

私は以上の説明書を読み理解できました。
　　　平成＿＿年＿＿月＿＿日　　署名＿＿＿＿＿＿＿＿

図 29．大腸内視鏡検査の説明書(三重県立志摩病院)

大腸内視鏡検査を受けられる方へ

外来大腸内視鏡検査 予約票

様

検査日　　　月（　）日（　）曜日

8時30分に本館3階の内視鏡室へお越しください。
※この「予約票」と「診察券」を必ずご持参下さい。

《外来でお渡しする物》
- □ 外来大腸内視鏡検査 予約票
- □ 同意書
- □ 内視鏡検査 問診票
- □ 下剤（ラキソベロン10ml）
- □ 説明書

※　検査予約時に医師が確認します。

《排便・腹部症状に関する質問》

Q1. 排便が週に2回以下である。　　□はい　□いいえ
　　「はい」の方は、検査日の3日前から下剤を服用して頂きます。

Q2. 腹痛、腹部膨満感がある。　　□はい　□いいえ
　　「はい」の方は、腹部のレントゲン写真を撮って診察させて頂きます。

Q3. 腹部手術を受けられた事がありますか？
　　□はい　□いいえ

《注意事項》

食事	検査前日は普通に食事を摂って頂いて結構ですが、腸内に残りやすい食物を避けて食事をしてください。以下の食物は避けてください。 繊維性の食物（菜っ葉類　セロリ、ふき、たまねぎ、ごぼう、れんこん等） 海藻類（わかめ、ひじき、こんぶ等）、きのこ類（しめじ、しいたけ、えのき等） 豆類、粒ごま、粒の多いジャム、とうもろこし、もやし、糸こんにゃく 種のある果実や野菜類（キュウイ、イチゴ、スイカ、トマト 等）
薬	高血圧の薬を服用中の方は、検査当日の朝も内服してください。 糖尿病の薬や注射は、検査当日は中止してください。 クレメジン（腎不全の薬）を服用中の方は、検査前日の朝から中止してください。
排便	検査当日に排便が無い場合は、来院時に申し出てください。 検査当日までの3日間に排便が無い場合は、当日に浣腸をさせて頂きます。

検査前日（　）月（　）日

夕　飯：早めに済ませていただいて、午後9時（21時）以降の食事はご遠慮ください。
午後9時：コップ1～2杯の水で、下剤（ラキソベロン10ml）を服用してください。

検査当日（　）月（　）日

朝	絶食ですので、朝食は食べないでください。 コップ一杯程度の水分（水または お茶）を摂りましょう。
8：30	来院（担当の看護師が控え室へご案内します） 内服薬（ガスモチン1錠）を服用して頂きます。 当日の排便を確認します。
9：00	腸管洗浄液（ムーベン）2,000mlの飲用を開始します。 10分毎（早く飲める方は5分毎でも可）に200mlを飲みます。 1,000ml飲用後、消泡液（ガスコンドロップ）5mlを水で薄めて飲んで頂きます。 引き続き、腸管洗浄液を飲んで頂きます。

＊ 飲用開始後、60～120分で排便が始まります。

＊ 排便物が透明で浮遊物がなくなるまで飲用を続けて頂きます。

＊ 飲用終了30～60分経過後（午前11時頃）に以下の判断をさせて頂きます。
①排泄物が濁っており浮遊物がある場合 → 腸管洗浄液を追加して飲用して頂きます。
②排泄物が固形便の状態である場合 → 検査を中止または追加の浣腸の処置をさせて頂きます。

＊ 検査は、午前11時ごろから16時ごろの間に行います。検査の順番は、便の状態がきれいになった方から順にさせて頂きます。

＊ 待ち時間は、適宜、水分（水・お茶）や飴玉をお摂り下さい。

《予約の変更・問い合わせ》

ご都合で検査が受けられなくなった場合は、なるべく早目に、予約した診療科へご連絡ください。

検査についてご不明な点は、内視鏡室へお問い合わせください。

三重県立志摩病院　内視鏡室　　電話：（代）0599-43-0501

メール：hiyoshi@shimahp.pref.mie.jp

図30. 大腸内視鏡検査の予約票（三重県立志摩病院）

V ── 大腸検査に関係する感染症とその対策

要 点

①標準予防策と接触予防策は必須。
②内視鏡機器は滅菌あるいは高レベル消毒。

解 説

　大腸検査は肛門より深部への診療行為を行うので、腸管排泄物に直接に接触し、大腸粘膜損傷起こす可能性がある。腸管排泄物には腸管内微生物を含んでおり、これらの診療行為に参加するには、少なくとも医療従事者は、標準予防策と接触予防策は常に行うべきである。手指消毒とプラスティック手袋の着用を1つの検査ごとに行う必要がある。加えて、使用する内視鏡スコープ・直腸カテーテルなどの患者の体内へ挿入する器具の洗浄・消毒および清潔な管理が必要とされる。注腸X線検査時の直腸カテーテル、内視鏡検査時の生検鉗子などの器具はディスポーザブル製品を原則使用する。感染が疑われるまたは感染しているかどうかにかかわらず、内視鏡スコープの洗浄・消毒はすべて感染の原因があると考えて、同じプロセスで行う。

VI ── 大腸内視鏡検査に関係する感染症

要 点

①腸管内に存在する病原微生物
②血液で感染するウイルス
③洗浄・消毒・保管における感染
④感染対策は、一般的な感染対策に加えて、内視鏡スコープの消毒が必要。

解 説

　大腸内視鏡検査に関連する感染症としては、①サルモネラ菌、クロストリジウム・ディフィシル菌などの下痢の原因となる腸管内に存在する病原微生物、②B型・C型肝炎ウイルス、HIV（エイズウイルス）などの血液を媒介する感染症、③緑膿菌・セラチナなど洗浄・消毒・保管に関係した感染症が知られている。Spachらは、それまで報告された文献的考察をレビューし、内視鏡検査180万件に1件の頻度で消化器内視鏡検査に関係する感染症が発生すると報告した。消化器内視鏡による感染症発生の原因として、不適切な消毒35.4％、自動洗浄装置34.4％、内視鏡内チャンネル14.6％、乾燥不良12.5％、生検鉗子3.1％などが挙げられた[4]。内視鏡検

査による感染事例の検討により、スコープおよび付属品の洗浄・消毒の工程不備、高度消毒剤の作用時間が不十分、標準以下の消毒剤使用、水、洗浄液の汚染、スポンジなど洗浄器具の汚染、不適切な構造の自動洗浄器、保管前の内視鏡チャンネルの乾燥不備などが改善する項目であった。

　内視鏡検査後の感染対策は、内視鏡スコープの洗浄・消毒により感染が遮断できるので、一人一人の検査終了ごとに、洗浄・消毒を同じプロセスで行う必要がある。

　内視鏡検査は、スコープ自体を人体の内部に挿入して検査するので、通常の感染対策に加えて、内視鏡スコープ・器具の清潔度を保つ必要がある。内視鏡スコープおよび器具は、感染危険度からセミクリチカルに分類され、再利用する場合には滅菌あるいは高レベル消毒を行う必要がある。生検鉗子などディスポーザブル可能なものは、シングルユースとして使用する。内視鏡スコープは、滅菌あるいは高レベル消毒が必要とされるが、大腸内視鏡スコープは熱に弱く滅菌することは不可能であり、消毒剤を使用した高レベル消毒がなされる。大腸内視鏡スコープには、いくつかのチャンネルと弁があり、構造上洗浄・消毒を行ううえで注意することがある。

　内視鏡検査に携わるものは全員、病院感染対策の基本とされる標準予防策、感染経路別予防隔離策を遵守しなければならない。内視鏡検査を行うときには、擦り込み消毒剤を使用した手指消毒を行ったうえでプラスティック手袋を着用して行い、終了すると直ちに手袋を脱ぎ手指を消毒する。患者の排泄物（糞便など）が感染源とならないように、感染経路の遮断となるバリアを講じる必要がある。術者は、必要に応じてプラスティックエプロン、マスクなどを身につけ、検査台には不透過性の不織布を敷き、排泄物が検査台に滲むことを防ぎ飛び散らないようにする。

　大腸内視鏡の前処置にGolytely法が行われるようになり、排泄液は透明できれいになってきているので、挿入時も吸引を行い、肛門より排泄物が排出させないようにする。

　水容器に使用する水は滅菌水が使われるべきである。水容器とその連結している管は少なくとも毎日、滅菌あるいは高水準消毒を行うべきである。

VII ● 大腸内視鏡の洗浄・消毒[7)8)]

要 点

① 一検査ごとに洗浄・消毒を行う。
② 内視鏡スコープの洗浄：流水と酵素洗浄剤
③ 内視鏡スコープの消毒：高レベル消毒剤の使用
④ 内視鏡器具は滅菌あるいは高レベル消毒剤
⑤ 内視鏡スコープの保管

> 解　説

　内視鏡スコープは医療機器の感染危険度で粘膜に接触するセミクリチカルに分類され、芽胞を除く微生物をすべて死滅させる高レベル消毒剤が必要とされる。生検鉗子など人体に侵襲的な器具は、滅菌が必要とされ、滅菌されたディスポーザブル製品もある。

　内視鏡スコープを清潔に保つためには使用後に洗浄を行うことが肝要である。検査終了後直ちにチャンネル内を酵素洗浄液で吸引し、スコープに付着した有機物をアルコールガーゼで拭き取り、内視鏡スコープを外して、洗浄する流し台へ移動する。内視鏡終了後の内視鏡スコープは、他の装置や環境に触らないようにして取り扱う。鉗子孔内はブラシで洗浄し、スコープに付着した蛋白などの有機物質の洗浄を流水で行う。洗浄は、酵素洗浄剤と水で行うと、微生物の汚染は1/10000に(99.99%除去)なる。次に、消毒を行うことになるが、蛋白などの有機物が付着していると消毒力が低下するので洗浄がしっかり行われることが大切である。

　洗浄後の消毒は高レベル消毒剤を使用し作用効果が十分発揮する時間浸漬する。各社の自動洗浄機を利用すると安全かつ標準的に行える。消毒後は、内視鏡スコープを滅菌水か水道水で洗い消毒剤を洗い落とし、消毒剤による人体障害を予防する。

　濯ぎ・乾燥は、内視鏡スコープに付着している消毒剤を除去する必要があり、内視鏡内の消毒剤が残存していると、偽膜性腸炎に似た化学性腸炎が発生する。乾燥して保管することにより、保管中に細菌の付着増殖が起こることを予防できる。このため、チャンネルを70%アルコールまたイソプロタノールでフラッシュし、鉗子チャンネル内を通気する。全チャンネルのアルコール・フラッシュ後、空気によってチャンネルを一掃する最終乾燥段階は水媒介微生物による内視鏡再汚染の可能性を大きく減少させる。その後、内視鏡スコープは乾燥した状態で、まっすぐ縦に保管する。内視鏡と関連器具の乾燥と保管のため適切な空間が必要である。

　グルタルアルデヒドの浸漬時間は、5〜10分(世界消化器)から20分(APIC)とされている。

　FDA(2002年)が認めている内視鏡スコープ消毒に使用できる高レベル消毒剤として、≧2.4%グルタールアルデヒド、1.12%グルタールアルデヒド、1.93%フェノール/フェネート、0.55%オルトフタアルデヒド、0.2%過酢酸(これのみシングルユース)、7.35%過酸化水素/0.23%過酢酸、1.0%過酸化水素/0.08%ペルオキシ酸がある[5]。日本では、2%グルタールアルデヒド、0.55%オルトフタアルデヒド、アセサイド6%(過酢酸が0.2%以上)が内視鏡スコープに使用できる高レベル消毒剤である。

VIII　職業安全管理

> 要　点
>
> ①職業感染対策
> ②化学物質に対する対策

解　説

　日本消化器内視鏡学会の偶発症第4回調査で、医療従事者の事故はHBV感染3例、HCV感染8例、HIV感染なし、眼の障害33例、皮膚障害70例、喘息24例、その他6例、と報告された。その原因は、針刺し・切傷による血液感染と消毒剤による眼・皮膚・呼吸器障害に二分される。針刺し事故感染と呼ばれる血液介在ウイルス感染に対する予防対策を講じるために、すべての職員は標準予防策を遵守し、感染予防効果があるHBワクチン接種を行う必要がある。被検者の感染症の有無にかかわらず内視鏡スコープ・器具の消毒は、同じ方法で行う必要がある。被検者の感染症チェックは、不幸にして針刺し事故などが生じた場合に対応する処置のために必要であり、感染症の有無により、消毒・感染予防策が異なることはない。HBV（B型肝炎ウイルス）対策としては、職員（非常勤を含む）はあらかじめB型肝炎ワクチンを接種しHBs抗体が陽性となれば感染防止効果がある。HBs抗体が陰性の場合には、針刺し事故後24時間以内に抗HBs人免疫グロブリン接種を受け、その後B型肝炎ワクチンを受ける。C型肝炎ではワクチンなどの感染予防策がなく、肝機能検査で経過観察し異常値がみられたらHCV RNAの検査を行う。HCV RNAが陽性になれば、インターフェロン治療も考慮する。HIV陽性血液汚染では、できるだけ速く抗HIV薬を服用する。詳しくは、感染対策ガイドラインを参考にされたい[6]。

　グルタルアルデヒドやフタラール製剤は、人の眼や皮膚粘膜に障害をもたらすことが知られている。内視鏡を使用・消毒している部屋は、患者と同様に医療従事者にも安全な環境が供給できるデザインが必要である。空気交換装置（換気システム、排気フードなど）が全職員の有毒な可能性のある蒸気への曝露を最小にするために使用されるべきである。特に、毒性の強いグルタルアルデヒドの使用時は空中濃度が許容限界を決して超えてはならない。洗浄・消毒を行う職員は、個人的保護具（手袋、メガネ、呼吸器保護装置など）は容易に利用可能であるべきであり、感染要因や有毒化学薬品の曝露から職員を保護するために使用されるべきである。

（吉村　平）

文　献

1) 金子榮蔵, 原田英雄, 春日井達造, ほか：消化器内視鏡関連の偶発症に関する第4回全国調査報告；1998年より2002までの5年間. Gastroenterol Endosc 46：54-61, 2004.
2) 中村孝司, 黒澤進, 屋嘉比康治：大腸検査の前処置法に関する二，三の考察. 日本大腸検査学会誌 17：3-10, 2000.
3) 楠山剛紹, ほか：大腸精密検査の精度および偶発症に関する検討；他施設共同研究. 厚生省がん研究助成金による「大腸がん集団検診の精度向上と評価に関する研究」平成8年度報告, pp. 12-20, 1997.
4) Spach DH, Silverstein FE, Stamm WE：Transmission fo infection by gastrointestinal endoscopy and bronchoscopy. Ann Int Med 118：117-128, 1993.
5) Nelson D：Transmission of infection during gastrointestinal endscopy. Clinical Updates ASGE 9(3)：1-4, 2002.
6) 国立大学医学部附属病院感染対策協議会：針刺し・血液感染対策ガイドライン. 病院感染対策ガイドライン, pp. 127-148, 2001.
7) Alvarado CJ, Mark R：APIC guidelines for infection prevention and control in flexible endoscopy. Am J Infect Control 28：138-155, 2000.
8) 日本消化器内視鏡技師会安全管理委員会（編）：内視鏡の洗浄・消毒に関するガイドライン. 第2版, 32別冊, 2004.

和文索引

あ
アナフィラキシー様症状　60

い
医薬品・医療器具等安全性情報 No.194　104
医薬品・医療器具等安全性情報 No.195　108
溢水　42
飲用量　45

え
液状残渣　64
塩類下剤　28,31

か
ガスコン水　64,95
化学物質に対する対策　117
過敏性腸症候群　24
界面活性剤　29
潰瘍性大腸炎　66,99
外肛門括約筋　15
外縦走筋層　15
合併症　103
浣腸　77,85,95
感染症　115
緩下剤　50

き
気泡　62,64
機械的下剤　28
急性下痢症　97
虚血性大腸炎　65,89

く
クエン酸マグネシウム等張液　50
クリニカルパス　67
クローン病　100
グリセリン浣腸　95
グルカゴン　36,93
グルタルアルデヒド　117
苦痛　48
偶発症　103

け
下剤　25,76
　——投与　25
　——服用　68,77,97
下痢　22,97
経口的腸管洗浄法　7

経口的リン酸ナトリウム　90
血便　95,98
結腸紐　12,15
結腸膨起　12
検査食併用等張マグコロールP法　54,56
減量　52

こ
固形残渣　64
固定薬疹　27
交感神経　17
抗凝固剤　66
抗不安薬　37
肛門管　15
高圧浣腸　39,63
高張液　28,80

さ
座薬　85
最終排液　69
最終排便　72
在宅飲用　60
残渣　62,64
　——物　85,100
残便　45,52
　——量　45

し
ショック　60
刺激性下剤　27
自動注腸器　86
自律神経　17
芍薬甘草湯　36,93
受容性　44,48,62,73
出血症状　24
小腸刺激性下剤　30
消化管運動促進剤　50,55
消化管運動調整剤　71
消化管蠕動抑制剤　93
消毒　116
食事指導　68,69
食事制限　71,76,77
職業安全管理　117
職業感染対策　117
浸透圧下剤　80

す
スクリーニング　96
水素ガス　64
水分摂取　68

せ
接触性下剤　80
洗浄　116
　——液　77
　——水　95
　——度　70,73
　——不足　72
洗腸　39
　——効果　44,45,52
　——法　76
全大腸内視鏡　96
前処置　1
　——時間　73
　——不良　70
　——不良時　63
　——薬による副作用　104
蠕動運動　19,89

そ
総蠕動　20

た
ダンピング症候群　66
大量等張マグコロールP法　54
大腸X線検査　3,59
大腸癌　95
　——スクリーニング　96
大腸検査　1
大腸刺激性下剤　30
大腸精密検査法　39
大腸内視鏡　2,39,89
　——検査　7,59,90
　——検査前処置　68
　——スコープ　103
大腸の解剖　9
大腸の区分　9
大腸壁　15
脱水　42

ち
中毒性巨大結腸症　65
注腸X線　39
　——検査　1,3,76,89,96
注腸二重造影方法　76
注腸法　1
腸管運動亢進薬　97
腸管運動抑制剤　93
腸管残渣液　88
腸管洗浄　91
腸管蠕動運動　93
腸管蠕動薬　84

i

腸管内ガス	64	**は**		**ま**	
腸管内残留液	45	排便	45	マグコールP®	6
──の状態	45	──運動	18	マグコロールP®	28,31,54,58
腸管内洗浄度	62	──管理	68	マグコロールP法	70
腸洗浄	77	──行為	79	マグコロール液	58
腸閉塞	96	──反射	18,20	マグコロール等張液	84
鎮痙剤	35,43,93	──不良	49	マロリーワイス症候群	65
鎮痛薬	37	──不良例	85	マンニトール®	64
		半月襞	12	マンニトール液	39

つ
通過障害	96

て
ディスポーザブル製品	115
低残渣食	40,77
低脂肪低残渣食	79

と
等張液	28,54,80

な
内肛門括約筋	15
内視鏡安全対策	112
内視鏡前処置における急変	111
内輪走筋層	15

に
ニフレック®	43,55,59
二重造影法	77
日本消化器内視鏡技師研究会	68

ね
粘血便	95

ひ
ヒマシ油	39,76
評価	44

ふ
副交感神経	17
副作用	30,89
腹部CT	96
糞便	18

へ
ヘリカルCT	88
閉塞性大腸炎	65
便潜血検査	103
便潜血反応	96
便秘	18,23,79,85,96
──傾向	68

ほ
ボンコロン®	6
ポリエチレングリコール経口洗腸法	39
膨脹性下剤	28

み
脈管支配	12

め
メタンガス	64

ら
ラキソベロン液	56,89
ラキソベロン®2回投与法	58

り
リン酸ナトリウム錠剤	91
リンパ経路	12
臨床試験用検査食	78

れ
レトルトパウチ食	79

欧文索引

B
Brown	2,32
──変法	32,40,55
──法	2,5,39,76

D
Davis	54

F
Fischer	1
──法	3,76

G
Golytely®	41,43,88
Golytely液	28,31
Golytely法	7,41,70

L
L-glucose	92

P
PEG	41,54
──法	90
peppermint oil	36,93

R
RCT	42

S
screening colonoscopy	43
Simple total colonoscopy	40
S状結腸内視鏡	95,96

V
virtual colonoscopy	88

W
Welin	2
──法	4,77

現場で役立つ
大腸検査の前処置

ISBN4-8159-1694-2 C3047

平成16年7月10日　第1版発行

編　著	——	吉　村　　　平
発 行 者	——	松　浦　三　男
印 刷 所	——	三 報 社 印 刷 株式会社
発 行 所	——	株式会社 永 井 書 店

〒553-0003 大阪市福島区福島8丁目21番15号
電話(06)6452-1881(代表)/Fax(06)6452-1882
東京店
〒101-0062 東京都千代田区神田駿河台2-10-6(7F)
電話(03)3291-9717(代表)/Fax(03)3291-9710

Printed in Japan　　　　　　　© YOSHIMURA Hitoshi, 2004

・本書の複製権・翻訳権・上映権・譲渡権・公衆送信権（送信可能化権を含む）は株式会社永井書店が保有します．
・JCLS ＜㈱日本著作出版権管理システム委託出版物＞
本書の無断複写は著作権法上での例外を除き禁じられています．複写される場合には，その都度事前に㈱日本著作出版権管理システム（電話03-3817-5670, FAX 03-3815-8199）の許諾を得て下さい．